認清中風、柏金遜及腦退化症

增訂版

盧文偉醫生　著

推薦序一

如果你經歷過家人患上腦退化症或柏金遜症，你就會明白當中的擔憂和勞累。當然，每位患者的情況都不同，都要因應情形而配合適當的治療，不過，在這資訊爆炸的年代，大家都可以變成專家，因為網上已有大量醫學資料。我也試過因親友患病四處看資料而愈看愈驚，將病情愈想愈嚴重！其實近在身邊就已經有很多醫生可以解答我們的疑問，我們為何要嚇自己呢？

以往在電台工作，有幸遇到很多好醫生，無私地為聽眾講解不同病症的資料，當中可以學到很多知識，面對不熟悉的身體狀況也不用過分懼怕！數年前，曾經和盧文偉醫生合作，聽他用有趣的角度去講解腦部結構，嘗試去了解這個神秘又重要的地方。盧醫生外形似木村拓哉，又喜歡説笑，常常以輕鬆有趣的方式去帶出腦神經科的知識，與他合作真的很開心呢！

拿着這本書的你有福了，盧醫生將多年行醫心得滙集其中，加以實用的個案分享，澄清了很多謬誤，輕鬆地增進大家的醫學知識，所以請珍惜你手上這本天書！

陳美思
資深傳媒人

推薦序二

人口老化是一個社會走向現代化及富裕的表徵，香港人的壽命在世界上算是名列前茅，同一時間老人醫療服務及福利已能與西方國家看齊。

澳洲有一老人相關研究 Sydney Old Persons Study，在八九十年代已發現人們活到80歲以上的機會很高，在這些極年長的階層裏，患嚴重心臟及肺等疾病的機會減少，但大腦退化的機會卻增加，如認知障礙、柏金遜症、視網膜黃斑點退化、神經元退化等，所以二十一世紀又稱為「大腦退化的紀元」（The Age of Neurodegeneration）。

大腦退化疾病與非傳染性疾病都是慢性疾病，與急性病不同的是，一般都不能找出第一的病原。例如，流感是急性病，有第一的病原，所以防疫疫苗及各種預防傳播的措施都有效阻止此病發生。慢性及退化病雖然沒有第一的病原，但研究可找到各種危機的因素，並發現各種因素互相影響，包括環境與基因的關係（Gene-Environment Interaction），及基因與基因的關係（Gene-Gene Interaction）等，再產生病徵，所以要預防就要採取多元化及多層面的策略，例如要減低中風的機率，由中年開始便要留意控制血壓、血糖、血脂，生活習慣的改變也重要：多運動、多減壓、不吸煙、不酗酒等，當有初期中風的跡

象便要醫生介入，減低大腦受到破壞的後遺症。

在普及化預防方面，腦退化疾病都可採取「生命全育」（Life course approach）的策略，以阿爾茨海默症（Alzheimer's disease）為例，「生命全育」包括受高教育、從事喜歡的工作、維持社交生活、婦女要安全的生產以避免腦受損，中年時照顧好血管健康、老年時管理好情緒等，都是提升及維持大腦儲備的方法，以抵抗病理的破壞。當然按着病徵及階段使用適當的藥物也很重要的。

本書的作者會針對各種老年期常見與大腦退化有關的疾病，逐一討論成因、病理、病徵及危機因素，讀者亦可從「生命全育」的角度去找出預防的竅門呢！

戴樂群 MH, JP
老人科專科醫生
威爾斯親王醫院前顧問醫生
香港認知障礙症協會主席

自序

對於年少時學業成績欠佳的我，從未想過長大後會懸壺濟世當起醫生，更何況是腦科醫生呢！所有兒時相識的同學、朋友或老師等，莫不大感驚訝，對我的改變百思不得其解，嘖嘖稱奇。

還記得年幼時的我無心向學，只愛搗蛋，令小學老師頭痛非常，責罵和處罰更是家常便飯。當時我對書本和文字均沒有興趣，對背誦也非常抗拒，語文科是我的弱項，歷史科更是我的死穴。30年前並沒有現在的所謂「名師」補習班，惟父母見我成績差，不得不花費替我尋找私人補習老師上門教授，奈何仍不能將我的成績起死回生，我的父母也無奈終止我的私人補習安排。

原以為自己不是讀書材料，孰料到中三時的生物、化學、物理等居然成為我的救星，拯救及扭轉了我「坎坷」的求學生涯。理科講求的是理解、分析和邏輯推理等，對文字背誦要求不高，非常適合我的志趣。找對了自己喜歡的科目以後，讀書自然得心應手，成績當然來個大躍進，那年首次考入十名之內的我，一洗頹風，大雪前恥。初嘗成功滋味使我更加發憤圖強，並以過去的「屈辱」為動力，咬緊牙關，向會考邁進，更如願地以滿意成績獲得「暫取生」資格進入中大醫學院，最終完成多年課程畢業，所以從醫

後我不時勸勉一些成績未如理想的年輕病人，切勿低估自己的潛能，妄自菲薄，因而錯失讀書良機。

我曾當過急症室醫生和內科醫生，最後情歸腦神經科，原因是我喜歡猜謎。在眾多專科中尤以腦科疾病最為稀奇古怪，總讓人摸不着頭腦，要兜兜轉轉才能弄個明白，謎底才會揭盅。作為腦神經科醫生的我，活像是醫學界的福爾摩斯，經常要絞盡腦汁、費煞思量，每日都在推敲奇案，工作充滿挑戰。為了解謎，我必須背誦大量書本和文獻，以便熟悉腦科案例，為病人提供適當治療。這對小時已討厭背誦的我，實為一大考驗，更證明選對自己感興趣的科目之重要性。

除了書本要記熟，腦科醫生診症時最講求的是與病人溝通的技巧。腦科疾病常影響大腦思維或語言能力，令患者不能流暢表達及應對；就算患者表達能力正常，倘若病情太過複雜抽象，也不是每個病人都有能力解釋清楚，所以如何能充分地了解患者的病歷，絕對是考驗醫生的溝通功力。

同樣道理，有些年長病人或部分腦科病人的接收能力受病情影響，對他們解釋艱深的腦科疾病、講解病情或指導如何服藥時，尤感吃力，不過，我會根據每位病人的接收能

力而度身訂造一套最適合的版本去講解給他們聽，亦即是因材施教：理解力較低的，便講解最基本和最簡單的知識；理解力強的，便盡量講得深入一些。久而久之，練就我的溝通能力。我更將這套技巧發揚光大，應用於公眾演講，又或於電台「開咪」上，將我所知所想的腦神經科疾病以淺白易懂的說話向公眾人士講解。這套溝通技巧在寫作上又大派用場，更克服了我對文字之抗拒，使我能於《信報》長期撰寫醫療文章，教育公眾。

本書除了新編寫的內容，也結集了我過往數年於《信報》上發表過的部分文章，主題涵蓋中風、柏金遜症、腦退化症（老人癡呆症）三大常見腦科疾病。其中以柏金遜症和腦退化症較難分辨，兩者跟中風的徵兆重疊，這三種病症的關係實在是千絲萬縷，當中的醫學概念又難於令人理解。雖然本地和網上均有這三種病症的中文資訊，但一般從外國文獻翻譯過來，文筆未免不太通順，而且又寫得過於學術化，夾雜着太多專有名詞而令普羅讀者難於消化。因此，我在編寫此書時，不斷鞭策自己必須以淺白文字和有趣角度，把最新的腦科資訊帶給讀者。

在撰寫本書的初版時，我從未想過會得到任何獎項；出版後從香港出版學會舉辦的第一屆香港出版雙年獎中獲頒生

活及科普獎，能獲得這個被譽為香港出版界奧斯卡的獎項殊榮，對求學階段寫作不佳的我簡直是奇蹟。我亦在此勸勉年輕人，切勿低估自己的潛能，並要勇於面對新挑戰，選擇自己喜歡做的事情，長遠來說一定會有回報。

在是次增訂版中，除了加入新文章和更新醫療資訊外，我特意重新編寫了柏金遜症的運動篇，詳細講解柏金遜患者最需要的拉筋和柔韌度的訓練，配以大量插圖，具體説明鍛煉身體不同部位所涉及的動作，內容務求顯淺易明，讓讀者能輕鬆掌握箇中技巧。

事緣父親近十年開始熱愛運動，每天做兩小時全身拉筋運動，更不分季節每星期行山兩次，因而練出一副強健體魄，活動時更輕靈矯捷，成效使我深深體會到運動對長者的重要性。他多年來分享了很多關於拉筋運動的心得，令我獲益良多，因此我看病人時也會多花心思去勸告他們多做運動。

承蒙出版社支持，讓本書得以面世，實萬二分感激。在此要鳴謝戴樂群醫生及陳美思小姐於百忙中抽空為拙作賜序。我要在此答謝中學啟蒙我的郭端生老師，還有譚耀培老師、彭樂鴻老師和梁海天老師，特別鳴謝陳孚東老師不

厭其煩地解答我無窮的提問。我亦希望藉此機會多謝多位我在伊利沙伯醫院日子共事（或啟蒙我）的同事和上司，包括陳曉明醫生、張煜輝醫生、方榮志醫生、許懿德醫生、黎鏡堯醫生、李頌基醫生、呂曉東醫生、吳家駒醫生、譚鉅富醫生及鄧國穎醫生，以及我在加州大學三藩市分校受訓其間的導師，如Dr. David Bonovich 和Dr. Wade Smith等。父母和太太的支持和鼓勵也功不可沒，迪謙的笑容更是我的精神支柱。

最後，必須要答謝的還有我的病人，若沒有他們給予我診治的機會，相信我的醫術不能更上一層樓。

文章內附相關小貼士：

運動示範

日常照顧

醫學知識

觀察判別

第三章/

病程與用藥

第四章/

簡易拉筋學起來

第五章/

腦退化症

第六章/

減自理壓力

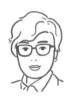

中風有先兆
檢查辨症不可少

中風是一個可怕的疾病，來襲突然又沒有警
號，令患者即時半身不遂或癱瘓，甚至死亡。
為免延誤治療，大家應多加留意身體的變化和
不同的情況。

如對病徵有懷疑，甚至不幸中風，應該盡快求
醫。在醫生的初步辨症後，會為患者作進一步
檢查，電腦掃描和磁力共振等都是有效的中風
檢查方法，能幫助醫生正確斷症。

1.1

中風是一個可怕的疾病，毫無預警下突然來襲，令患者在瞬間半身不遂、癱瘓，甚至死亡。

中風由腦血管突然閉塞或爆裂引致。腦血管一旦受到破壞，便不能輸送血液和氧氣給腦細胞，腦細胞便會因缺氧而急速死亡，時間拖得愈久，腦細胞的傷亡範圍便愈大，相反，愈早醫治便能拯救愈多腦細胞，所以中風的治療絕對是爭分奪秒。大家應該多認識中風的常見病徵，萬一真的遇上中風，也可以即時察覺問題而立即求醫。

八個突發徵兆

自己或身邊的人突然出現以下徵兆，都要盡速求醫：

1. 一邊手腳發軟，舉不起來；半邊面部無法活動
2. 半邊身（面部、手臂或腿部）麻木或喪失知覺
3. 喪失平衡
4. 理解不到旁人的說話
5. 口齒不清
6. 視力模糊，其中一隻眼突然看不清楚
7. 神志不清
8. 劇烈頭痛

要注意的是，以上病徵必須突然出現才算是中風，因為當中風發生時，腦細胞會在極短時間內急速死亡，所以病徵也會在數分鐘內倏地出現；若病徵在一星期內逐漸出現，就應該不是中風了。

左腦爆血管　右邊身活動有礙

為何中風病徵只會出現在其中半邊身呢？這是由於左右腦交叉支配着另一邊身體的感覺和活動，例如左腦控制右邊手腳的活動，反之亦然，而中風一般是由一邊腦的其中一條血管出問題而引發，繼而令另一邊身體出現病徵。

除了影響肢體外，負責發聲的肌肉，如嘴巴和臉部肌肉，

也可能會因癱瘓而造成口齒不清；有些病人則因為大腦的語言區域受損而無法正常表達，甚或無法理解別人的說話；若是視覺區域受損，便會引起視野狹窄、視力模糊；如果是小腦中風，則可引起天旋地轉或失去平衡。

另外，缺血性中風很少會引起頭痛，但出血性中風尤其因腦動脈瘤爆破而成的「蛛網膜下出血」──一直暗藏在腦部的動脈瘤忽然之間爆破，血液便會因而急瀉、湧進一層被稱為蛛網膜下之空隙引起頭痛。這是由於滿布神經線的腦膜忽然間被填入的血液拉扯着，因受到刺激而產生痛楚，患者頭部也就會突然間出現前所未有的劇痛，這點大家要切記。

最後提醒大家記下出現中風症狀的時間，給醫生作為處方溶血劑治療的參考。

中風：24小時內腦細胞復原

有病人問：「中風徵狀只出現了兩小時便消失了，算不算中風？需要理會嗎？」

這種情形應歸類為「小中風」，又或稱「暫時性腦缺血」

（Transient Ischaemic Attack），意指病人突然出現短暫中風徵狀後不久便自動復原，原理是腦血管只是短暫出現阻塞，缺乏供血的腦細胞便會即時失去功能而出現例如：半邊身、手腳無力或發麻等中風徵狀，當血流恢復後，病徵便會立時得到紓緩。

怎樣為之短暫呢？醫學界一直以24小時作為分水嶺，中風徵狀在此時限內消失便算小中風。從概念上來說，那些腦細胞只不過是受過傷，沒有死亡，但隨着掃描科技發展一日千里，用上磁力共振技術已經能輕易偵察數小時內死去的腦細胞，所以很多在24小時內康復的小中風個案，也會被掃描到有腦細胞死亡，因此把這些真中風個案說成小中風，只會令人低估其危險性、掉以輕心。

隨着掃描科技發展，美國中風協會在2009年便把小中風重新定義：中風徵狀消退之餘，掃描也沒有發現腦細胞死亡。不過，並非所有國家也採用這個新定義，例如很多英國醫療組織都沿用舊定義，讀者上網搜尋相關資料時應該留意這點。

美國中風協會的新定義旨在鼓勵患者盡快照腦，一旦證實中風便應即時治療，找出原因對症下藥，以免再次中風。若照腦找不到腦細胞死亡訊號，患者也不要就此鬆懈，因為小中風一旦發生，有機會短期內再次出現真中風，所以

患者必須正視問題、把握時機，找出導致小中風的元兇，
預防中風再次突襲。

大家要認識小中風之餘，也要知道還有很多病況會引起類
似中風的徵狀，例如腦癇發作、血糖過低、驚恐症等，由
於它們之間的病徵非常相似，很多時會被誤診為小中風，
故此較棘手的個案會交由腦科醫生再作詳細評估。

以下是小中風徵狀（基本與中風相同），一出現便盡速求診：

1. 手腳或臉部突然單側發麻或無力
2. 突然感到神志混亂、口齒不清，或聽不懂別人的
   話；
3. 單眼或雙眼視力突然模糊；
4. 突然舉步維艱，覺得昏眩，失去平衡

📀 參考資料
· Easton JD, Saver JL, Albers GW, et al. *Definition and evaluation of transient
ischemic attack: a scientific statement for healthcare professionals from the
American Heart Association/ American Stroke Association Stroke Council; Council
on Cardiovascular Surgery and Anesthesia; Council on Cardiovascular Radiology
and Intervention; Council on Cardiovascular Nursing; and the Interdisciplinary
Council on Peripheral Vascular Disease. The American Academy of Neurology
affirms the value of this statement as an educational tool for neurologists. Stroke.*
2009; 40(6): 2276-93.

1.2

「醫生，我前日發現自己流口水，擔心是中風先兆。」這種診症開場白我遇過不少，幾乎每個個案在檢查後都確定健康正常。我發覺原來很多人都以為流口水「很大件事」，需要嚴肅對待，但身為腦科醫生的我卻不當這是什麼一回事。為何會出現這種兩極的看法？我想這個題目蠻有趣，值得深入探討一下。

流口水非醫生診斷指標

首先，流口水本來是正常生理現象，當我們看到美食時會流口水，所以有「垂涎欲滴」這個成語，而正常人睡覺時也會流口水，那麼怎樣程度的流口水才算是患病徵兆呢？其實，醫學上從來沒有就流口水作出任何界定，亦沒有一套系統去列明流口水的嚴重程度，所以一般來說，口水不

受控地流出來，就被當作患病徵兆。

在多年的內科和腦神經科訓練裏，我從來沒有聽過有課程或科目去專題探討這一病徵。醫書中經常有獨立章節教授多種常見腦科病徵，例如手腳乏力、口齒不清、視力模糊、肢體麻痹等，唯獨是沒有提及流口水，可見其他國際醫學權威也不看重這一徵兆。

既然醫生們從不鼓吹市民留意，何以仍有不少人會為流口水而看醫生？我想這是因為有部分中風或柏金遜症患者被流口水問題所困擾，身邊的家人除了感到不安，也要幫手清理，所以使人印象深刻。

事實上我們每日都會分泌很多口水，大部分口水會自然吞回體內而不構成問題。至於中風和柏金遜症之所以會令病人流口水，是因為兩個症狀都可引起吞嚥障礙，使口水積聚於口腔內，滿瀉便會自然流出。

不過，就柏金遜症狀而言，流口水只會於病情發展到中後期才出現。至於中風病人，他們所面對的問題不只是流口水，其他如手腳乏力、口齒不清也一併出現。

面癱、中風大不同

有位女主管耳痛了兩天，有天一覺醒來發現自己嘴角歪斜、說話時發音不清，所以懷疑自己中風。我替她檢查時，見她右邊面確有問題，最明顯的是嘴歪了。我請她試試像青蛙般鼓起兩腮，正常人只要緊閉嘴唇吹氣便能做到，但她因為半邊嘴唇肌肉無力，所以不能緊閉嘴唇，未能鼓起腮來，每當她運氣時，右邊嘴縫更會因為合不攏而漏風。此外，她也難以揚起右邊眼眉和閉上右眼。

眾所周知，半邊身突然出問題，有可能是中風徵兆，尤其是嘴歪、流口水、手部麻痹無力等等，可幸地雖然這位女主管有類似病徵，但並不是中風，她其實是患上急性顏面神經癱瘓，簡稱「面癱」，亦可稱為「顏面神經麻痹」，又或「貝爾氏麻痹症」（Bell's palsy）。

中風只影響面部下方肌肉

中風時傷及了掌管面部肌肉的腦組織，影響到半邊面的活動，形成嘴歪現象。不過，嘴歪卻未必一定因中風而起，當負責把腦部訊號傳送至面部肌肉的顏面神經因急性發炎

而受損，同樣也會出現半邊面部肌肉無力的現象，顏面神經也就是很多人或許聽過的「第七條神經線」。

我們每個人都有左右十二對神經線，由腦底部伸出來，再穿出頭骨底部，稱為腦神經或顱神經，主要負責傳達頭部、顏面、頸部等的運動與感覺訊息。顏面神經就是其中排行第七的腦神經，負責掌管面部表情變化，左右各有一條，並再分成五條分支，控制前額、眼瞼、鼻子、面頰、嘴唇和下巴等面部肌肉。如果顏面神經不幸被病毒入侵襲，上述肌肉都會全面受到影響，而病毒一般只會侵襲一邊的顏面神經，所以半邊面會由上而下同時癱瘓。由於這種情況也來得很急，患者快便會發現病徵，並以為自己中風。

其實中風只會造成下半邊面無力，而不會影響上半邊面無力，跟貝爾氏麻痺症影響到上下半邊面的情況有所不同，因此，中風患者雖然有一邊面不能咧嘴而笑，卻可以正常揚起兩邊眼眉和閉上雙眼。

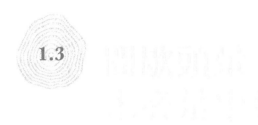

有天早上，護士遞上一疊厚厚的醫療報告、一大袋腦掃描和磁力共振菲林給我，並說：「這是下一位病人的病歷資料，她的女兒說病人經常頭暈，已經做了很多檢查，但仍未有結論。她吩咐我將這些資料先轉交給你。啊！還有幾隻光碟亦需要你看。」未見病人，已有滿枱文件要先看，這情況時有發生。病人和家屬都以為這些資料很珍貴，裏面必定暗藏玄機，只要醫生肯詳細解密，必能查個水落石出，但據我多年經驗，要從這些二手資料中發掘出新線索的機會近乎零，所以我寧可跟病人詳談，從頭問症，組織案情。

見舊中風傷痕　誤認頭暈為中風

病人是位婆婆，陪診的女兒一開始便連珠炮發地敍述婆婆

病發的始末。我大概有個初步理解後，就嘗試從婆婆口中套取資料，問她如何頭暈、事發前在做什麼、過程中她是否清醒等等。婆婆努力回想，但都未能清楚交代來龍去脈，有時更答非所問。要知道婆婆病情便需從最基本的問症（History Taking）開始，推斷最有可能的結論。如果病人想不起細節，也可嘗試透過不同形式的提問喚起病人的回憶，不過這個過程往往需要花點時間，和病人一同努力重組案情，可惜，她女兒一點也不欣賞我鍥而不捨的精神，只想我立即拿起腦掃描片作仔細分析。

其實不只婆婆的女兒，很多人都有個誤解，以為磁力共振可以把身體內所有東西都照出來、解答一切醫學問題，但事情當然沒有這麼簡單。磁力共振報告指婆婆有過中風跡象，所以她女兒一心帶她來請教中風事宜，不過，很多長者即使從沒出現過中風病徵，在接受腦部掃描檢查時卻有可能找到一些中過風的舊傷痕，原因是他們腦部某條血管曾經閉塞，導致小部分腦細胞壞死，剛好壞死的部分又不影響手腳活動，以致患者全不知情。由於這種情況非常普遍，加上長者頭暈的成因極多，所以我們不能隨便將照腦時找到的中風疤痕當作頭暈的原因。

昏厥次數過多　排除中風可能

以這位婆婆的情況來說，就算她是中風，也難以解釋婆婆為何出現多次昏厥，而且每次昏厥只持續數秒，換句話說，血管可能只是短暫閉塞便很快復原，可是她的血管已經老化到閉塞的地步，哪又怎會這麼容易就能自行打通呢？就當是僥幸，也總不會重複數十次血管短暫閉塞仍未變成真中風吧？我推斷婆婆多次的頭暈一定不是中風。

要解釋婆婆的病徵，除了中風外，還可考慮腦癇症和心跳過慢。這兩種情況都只會間歇性發作，前者會產生異常腦電波，使腦袋不能正常運作；後者可使心跳忽然停頓數秒，導致大腦因短暫供血不足而引起昏厥。要證實這兩種病，醫生需詳細問症，掌握吻合的病徵，再配合相關的檢查結果方行。

1.4

很多人都聽過中風，尤其上年紀人士，他們身邊可能都有朋友不幸中風。中風來得很突然，並可造成永久傷殘而需要別人長期照顧，所以，大家都知道中風十分可怕。究竟什麼是中風？中風的成因為何？其分類又是怎樣？

中風是由於腦部出血或不夠血液流通所造成的損傷而引起，也可以簡單分類為缺血性中風和出血性中風。

頸動脈狹窄　可引致中風

缺血性中風是指腦血管受阻塞而引致的中風，原因是血管內壁長期受高血壓、糖尿病、抽煙吸入的尼古丁等破壞，膽固醇在內壁逐漸堆積成粥樣斑塊，使血管失去彈性，變得僵硬和狹窄，阻塞血流供應。如果某天斑塊突然爆裂，

並吸引血液中的血小板積聚而形成血塊，導致完全堵塞該血管，以致下游部分的腦細胞缺血死亡，繼而指揮不了其他身體部分而形成嘴歪、半身癱瘓等急性徵狀。

缺血性中風患者以中年人及長者較多，他們往往帶有「三高」等心血管疾病風險因素。另外，頸動脈狹窄也是缺血性中風的原因之一。頸動脈是由心臟通往腦部的主要血管，當頸動脈狹窄程度嚴重時，血液便不能流上大腦而造成中風。醫生可透過超聲波、電腦掃描或磁力共振等方式為患者檢查頸動脈，其中超聲波 檢查較方便、安全及不帶輻射，成為最常用的檢查方法。預防勝於治療，高危人士想評估中風風險，可以用超聲波檢查有否頸動脈狹窄。若不幸出現缺血性中風，除口服藥物治療外，可以做外科手術取出斑塊，亦可使用支架打通 堵塞了的血管。

除了腦血管出問題而形成阻塞之外，由心臟衝上來的血塊也可造成栓塞（Embolism）而導致中風。血管栓塞成因多緣於心臟問題，例如心律不正或心瓣毛病，血液流經心臟時因長期流動不暢而凝固成血塊，當血塊鬆脫衝出心臟，再經大動脈傳至頸動脈，最後傳到腦血管而形成栓塞。

急性頭痛　出血性中風先兆

出血性中風分為腦內出血和蛛網膜下出血。假如腦袋是一個橙，腦組織就是橙肉，腦內出血便可理解成橙肉部位出血。當血流瀉出來時會變成血塊，並擠壓在旁的腦組織而造成破壞。

如果腦組織是橙肉，那麼蛛網膜就是橙皮和橙肉之間的橙衣了。那裏若長了一顆血管瘤（Aneurysm），當有日突然爆破時，血液便會在此夾縫中急瀉而出，並刺激滿佈神經線的腦膜的而形成急性頭痛。

由於人腦的組織和血管十分複雜，中風的類別和成因還有很多，亦較冷門，故不在此贅。

1.5

高血壓會引致中風已是不爭的事實，有些病人中風後才被醫生發現有高血壓；有些明知自己有，但又不去醫；有些接受治療，但血壓情況卻未見改善。既然明知中風後果嚴重，但又可以預防，為何這些病例不斷重複發生？患者應如何對付高血壓才能預防中風？

降血壓藥　要定期調節劑量

高血壓是慢性疾病，而血壓是個抽象的數字概念，我們只在血壓很高或很低時才能感受其存在。其餘情況下，只有量血壓才能知其數值，所以不少中風患者從來不知道自己血壓高，往往在中風後才驗出已出現心臟發大、蛋白尿等長期由高血壓造成的併發症，後悔當初沒有做定期身體檢查。

另外，血壓高通常都是遺傳的，並在中年才開始慢慢升高，並無聲無息地破壞血管。由於這個過程非常緩慢，所以不會有即時中風的危險。要說服患者每日服藥去預防一件多年後才可能發生的事，實在並不容易，此外很多人擔心長期服藥有副作用，又怕藥物殘留體內而構成永久傷害等等，所以不少患者也抗拒服用血壓藥。

其實現今的降血壓藥都很安全，很少會導致嚴重併發症，只有小部分人會出現輕微副作用，例如腳腫、頭暈、心悸。即使吃後有副作用，只要停藥便會立即消失，之後用另一款藥取代便可。

有些病人道聽途說，以為開始了吃降血壓藥便要吃足一世，所以千萬不要開始！他們這種想法大錯特錯，降血壓藥不同安眠藥，不會產生依賴，理論上可以隨時停藥，不過血壓會回升至未服藥的水平而繼續破壞血管。情況猶如扣安全帶，只有每次上車都扣上安全帶才能保障生命安全。現今乘車需要佩戴安全帶已是常識，我想你不會跟自己說：「千萬不要開始佩戴安全帶！只要你戴上第一次，就要終身佩戴啊！」

有些病人看了醫生後開始服食降血壓藥，然後為了省診金而到藥房買藥，從此不再覆診。其實降血壓藥劑量是需要適時調校的，就算調校了，血壓也會每年自然逐步上升。

在沒有醫生的監察下，我見過很多中風病人的血壓因而提升許多也不自知，為了節省金錢而最後導致中風，結果得不償失。

血壓長期稍高　亦須留神

要高血壓患者積極參與治療，就先要讓他們了解高血壓如何引發中風。血壓其實是血液由心臟泵出來的壓力，而壓力足夠將血帶到全身運行、完成血液循環就是正常。若血壓因情緒激動而驟升，例如上壓由平常的120升至220，較脆弱的血管便會爆裂，而血液也會決堤而出，擠壓四周的腦細胞，形成出血性中風，俗稱「爆血管」。

如果血壓只是短時間提升少許，例如上壓達至155，並不會有什麼問題。但長年累月也是如此，情況就不妙了，因為血管內壁會長期被這股壓迫力破壞而提早老化，終有一日栓塞，血液無法前進，部分腦細胞便會即時缺氧而壞死，形成缺血性中風。所以，就算高血壓只屬輕微，時間太長也並非安全，而且血壓愈高，破壞力便愈強，愈容易提早中風。

只要明白以上道理，就會知道控制血壓，其實是幫你保養血管，讓你的血管保持「年輕」，預防將來中風。

1.6

有一晚在醫院看了一個中風新症，男病人只有50歲，事業如日方中，事發在早上，他剛回到公司開門，突然感到頭暈、說話口齒不清、左手乏力，他見勢色不對，擔心自己中風，於是馬上入醫院檢查。磁力共振顯示他右腦的基底核有急性出血現象，證實他患上出血性中風。

爆血管的部位正好負責控制嘴唇和手的活動，爆裂了的血管因為不能供應氧份，本來受該血管供血的腦細胞因而迅速壞死。

出血性中風的成因有多種，包括腦內有腫瘤或畸形腦血管出血，最常見的是因血壓高引致腦血管破裂。要注意的是，腦血管破裂通常只會發生於某些位置，例如小腦、橋腦或基底核等，因這些血管的位置使它們要承受特別多血流衝擊而變得特別脆弱。

既然出血性中風主要是由血壓高引發，故剛爆血管時，血壓的控制變得尤其重要。血壓太高，血液會繼續從血管破口擠出而擴張出血範圍；血壓降得太低，血液便不夠衝力流到受了傷的腦組織而造成更大傷害，因此，腦出血的治療初期要小心控制血壓，用藥不能太猛。

除了處理高血壓之外，醫生也要確保病人身體水分充足，血糖和體溫正常，讓腦部在身體最適當的狀況下復元。如果病人有長期服用阿士匹靈（Aspirin）和薄血藥，必須立即停止，若是正服薄血藥，醫生需要以血漿或「解藥」解除其效能，以回復為病人身體正常止血機能。

腦出血治療初期　須小心控制血壓

這位病人最近工作忙碌，連夜加班，睡眠不足，血壓已經比平時高出很多，加上他出事當日朝早與樓下看更口角，血壓進一步攀升，最終爆血管。既然知道血壓高是今次肇事原因，為免情況繼續惡化，穩定血壓至為重要，但如前文所述，血壓降得太低有可能弄巧反拙而造成更大傷害，要把他的血壓降低，其實只需要控制情緒便行，不過他剛中風，此刻的心情只會更緊張，所以我的任務就是要安慰他，緩和他的不安。

我説他口齒不清的情況其實只屬輕微，當時他左手就算無力，仍可手握電話和操作電腦鍵盤，雙腳行動自如，所以整體來説，他的中風程度僅屬輕微。我很有信心地告訴他很快便會復元，但要切記保持鎮定以免血壓上升。他是聰明人，一點就明，心情甫放鬆，血壓便即回落，之後的康復進展也如我所料般順利。

出血性中風指腦部因出血而使其功能受損，通常都因為長期高血壓而破壞血管內壁，使血管變得脆弱，使血壓某一天因為情緒、壓力、劇痛等刺激急升而導致爆血管。當然，也有情況是長期血壓高的患者什麼也沒有做過，但血管因過度老化而自動爆裂。

手術治療小腦出血　效用較大

病人和家屬最關心手術治療，他們都問：「既然出了血，做手術放血，或取出血塊不行嗎？」其實過去一直有專家進行這方面的研究，但實驗結果都未能證實其療效，若血塊太細，就算不做手術，病人康復也不成問題，做開腦手術反而會造成不必要的破壞。

如果病人嚴重昏迷，他們的死亡率已經很高，就算做完手

術也多半變成植物人，所以專家都不建議替這類病人做手術。

最值得做手術的是小腦出血：血塊直徑大過三厘米，並擠壓着腦幹而形成腦積水。這種情況非常危急，隨時有腦幹死亡的風險，所以必須要盡快以手術方式紓解頭顱內的壓力，免除腦幹受壓的危機。

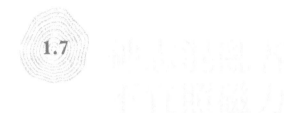

1.7

一旦中風，腦細胞便會急速壞死，所以必須盡快求醫。如果醫生認為求診者的病徵跟中風吻合，便要作進一步檢查。

電腦掃描時間較短但影像模糊

腦掃描是當中的必要檢查，通過掃描，醫生能直接透視頭骨內出現什麼狀況。電腦掃描（Computed Tomography Scan, CT Scan）或磁力共振（Magnetic Resonance Imaging, MRI）皆可用作中風檢查之用，兩者各有長短。

電腦掃描的優點是掃描時間快，容易找出急性出血或頭顱骨折的影像訊號，價錢也較廉宜；缺點是影像解像度較低，照出來的影像較模糊，此外，掃描顱骨時所產生的雜訊也容易干擾腦幹和小腦部位的影像，令人難以確定這些部位

有否中風。

電腦掃描畢竟已是舊科技，要應付剛發生的缺血性中風還是力有不逮，因為電腦掃描無法清楚顯現中風發生首數小時內造成的損壞訊號，所以醫生只能憑影像中的隱約訊號估計病人腦部的中風位置及範圍大小，再研判治療方案。由於中風極早期的影像實在不太清晰，要憑影像準確地判斷是否受中風影響並非易事。

磁力共振可提供更清晰影像，把掃描解像度提高到另一層次。更重要的是，它能把發生僅數小時的中風訊號清楚顯示，而且毫不含糊，令醫生落藥時更有信心。其缺點是掃描時間較長，而且需要病人安定地接受檢查才能確保影像清晰，所以神志混亂和不能安靜下來的病人並不適合照磁力共振。

血管造影　堵塞情形一覽無遺

關於中風的掃描檢查，除了照腦之外，不可不提血管造影檢查，因為中風本身就是血管疾病，有了血管掃描才夠全面。電腦掃描和磁力共振也可以照血管，而且可以連同照腦一併完成，不過，如要以電腦掃描照血管，就必須額外

注射顯影劑才行。血管掃描可以直接將一條條血管呈現出來，並展現出它們的粗幼、狹窄、堵塞等情況，甚至連血管瘤、動靜脈畸形等需要手術治療的病況也能一一顯示出來。

不怕「老」退化

1.8

中風後遺症可以很嚴重，所以大家要提高警覺，留意身體有沒有出現症狀。手腳乏力是中風症狀之一，但怎樣無力才算中風？不知道的話，可能變成杯弓蛇影。

最近便有位退休資深老師來求診，發現自己兩邊手有時發到力，有時發不到力；加上額頭和兩邊太陽穴位置時常有發脹感，擔心是中風先兆。

中風是指腦血管突然阻塞或破裂，使血液無法供應腦袋部分區域，導致其缺氧和死亡。中風所涉及的血管一般都會分布在左腦或右腦，所以病人都只會出現半身麻痺或無力。若然是腦幹中風，情況應該會很嚴重而需要入院。如果病人投訴身體兩邊無力，但又有能力步入診所的話，中風的機會甚低。

另外，血管本身很脆弱，就算病人有小中風，血管最多能

承受兩三次短暫阻塞，不可能出現無數次短暫閉塞卻又僥倖地自我復元，所以一聽之下，她的病徵根本不似中風。其實她的一臉愁容和焦慮語氣已讓我看出端倪，知道她只是過分憂心的身體反應罷了。

原來在兩個月前，她在七十高齡才開始抱第一個孫，心情固然興奮，但她同時又要幫手照顧嬰兒，令她感到很大壓力。她在六十年代末於港大畢業，絕對是天之驕子、社會精英，做事一帆風順，退休後也好學不倦，說話中滲透出一股知識分子的學術氣質。

以她的學養和修為，斷不會為此「小事」受困擾。不過，人始終是人，每當我們遇上人生大事（Major Life Events）如喪親、失業等，也會有手足無措之時。抱孫本來是喜事，卻使她如臨大敵，加上她再有近親中風，令她把緊張訊號對號入座而愈想愈多。經我安慰後，她終於如釋重負。

1.9

50歲的張先生已經是第二次爆血管了。第一次中風發生於三年前，那次病徵並不明顯，張先生只覺左邊身的活動慢了，以及有些口齒不清，所以抱着姑且看看醫生的心態下，才意外發現自己腦出血。幸好腦掃描顯示腦部血塊不算大，所以對他的生活沒有造成太大影響。

血壓高出血　多見於小腦、橋腦

病人但凡腦出血，腦科醫生都有責任替病人找出背後原因，以免重蹈覆轍。血塊所在的位置是其中一個關鍵線索，我們可以根據出血位置來評估出血原因。血壓高的出血通常都只會發生在腦內一些常見位置，例如小腦、橋腦、腦基核等；至於血壓高為何會引致中風？血壓代表心臟將血液擠出循環系統的壓力。病人如果情緒激動，例如

跟人吵架或脫牙引起劇痛等，可導致血壓暴升，腦血管承受不了壓力而爆破，使血液決堤而出。除了要留意腦出血是否發生在上述部位外，醫生亦要留意是否出現於其他不尋常的位置，若有懷疑便要多做檢查，以排除其他出血的可能，例如腫瘤、畸形血管瘤等。

至於張先生，檢查後證實他上次和今次出血都沒有可疑，他純粹因為血壓過高引致爆血管而已。其實，自上次中風後，透過藥物已把他的血壓控制得很理想，何以又再出事？原來張先生是家庭經濟支柱，工作又很忙碌，加上太太剛為他誕下麟兒，令他倍添壓力。還有某天家中房門無故被反鎖，弄了很久也未能打開，使他大動肝火而終致血壓「爆錶」。

這說明中風病人需嚴控情緒，張先生的例子又令我想起另一位需長期服用降血壓藥的病人：有次他吃完手上所有藥物，但又未有空覆診，故自行停藥一星期，剛巧這期間跟朋友玩「鋤大弟」輸了，因被「炒三」而激動得爆血管，導致右邊身無法活動自如，造成生活上諸多不便而後悔不已。

無故停藥　小中風惹植物人危機

某個星期日晚上被急召到醫院診斷一名剛中風的50歲男士，照腦顯示其小腦右邊因血管閉塞而壞死，而大腦多處也受波及。照理缺血性中風多因某條血管閉塞引起，導致腦細胞供血不足，通常只會傷及腦部一處，但這位病人的腦部卻有多處地方同時受損，情況有點異常，需要另覓原因。

他在入院一天後病情便急轉直下，小腦因壞死腫脹，並擠壓旁邊的腦幹，導致神志不清及呆滯，再拖下去定必造成腦幹死亡。所以我即時安排他接受減壓顱骨切除手術，移開了頭骨，小腦便可向外擠而避免腦幹受壓。手術一完成他便回復清醒，倘若多延誤幾小時，他必定會變植物人。

後來得悉他原來早有前科：兩年前他患了小中風，檢驗後發現他的心臟和心律都有問題，之後開始服用薄血藥預防再中風，其原理是減少血塊於心臟形成。惟他只維持了一年藥便無視醫生的吩咐，自把自為地把薄血藥停了。病人停服薄血藥的後果是血液只要運行得不暢順，血塊便容易在心臟內形成，並隨之衝上腦部。若同時有多個血塊由心臟擠出，便會恍似散彈槍子彈般四散至腦部多個區域，只要明白這原理，便能參詳出這位病人腦掃描的異象，都是

停服薄血藥累事。那次我目睹其家人知悉他生命危在旦夕而變得驚惶失措，並痛恨自己不曾好好勸他服藥。

事實上預防中風必須長期服藥才有保護作用，停服便失效，情況就如佩戴安全帶般，必須時刻扣上。我以為今時今日所有人都知這個措施的重要性，但我最近仍然遇到有位女司機來求診，她在車禍中因沒有戴安全帶，頭部衝前受創。細問之下發現她當司機十年以上竟從不戴安全帶。以我見解，無論預防中風抑或佩戴安全帶，仍需加強公眾教育。

1.10

29歲的他每晚放工後也會飲一罐啤酒，有一晚想轉口味，選擇喝較高濃度的果酒。平常他回到家習慣先休息一會，看看電視才沐浴，不過今次因為外出晚了，所以便急步回家後洗澡。

洗澡不過數分鐘，他便眼前一黑，而且近乎完全失明，更感到全身乏力，全身軟垂下來，坐在浴室地上動彈不得，整個過程維持大概十分鐘之久。幸好他還清醒，能發聲求救，家人聽見便馬上衝進浴室扶他上沙發休息，再召喚救護車送他往醫院急救。

他的視力和體力雖逐漸恢復，但他察覺到左邊面部、手部和腳部都有麻痺，左手更無法正常靈活運用。他在公立醫院照了電腦掃描，結果證實中風。抽血和心臟檢查結果全部正常，似乎沒有什麼明顯原因中風。

他出院後到我診所再查原因，我迅速替他安排詳細的腦部磁力共振檢查，包括腦和頸部的血管掃描。中風的檢查中，磁力共振比電腦掃描優勝，因為能提供更高清的解像度，並更清楚顯示壞死部位。掃描報告發現他中風的部位正好是負責他左手的感應和活動區域，此外，負責分析視覺影像訊息的「枕葉區」也同受中風損害。至於血管掃描方面，顯示他腦部和頸部的血管都沒有閉塞跡象。

總括來說，檢查除了發現腦細胞有壞死跡象之外，找不出其他原因能解釋他年紀輕輕就中風。他當然大惑不解，我跟他詳談了很久，結論是除了當晚出事前飲過酒，而且酒精濃度稍為高之外，便沒有其他端倪了。

根據我的經驗，病發前服用過的藥物或做過的事往往便是真兇，酒即使飲多了，總不會直接引發中風。不過，他急步歸家時雙腿充血，回家後又馬上站着以熱水洗澡，滯留雙腳的血液便難以回流到上半身，如果他整個人軟垂下來時便躺在地上，血液可以毋須抗衡地心吸力，迅速回流上腦，可惜他困在狹小的浴室，只能坐着而無法躺下，血液只能繼續滯留雙腳。更糟糕的是，酒精就在這時火上加油，令他血管擴張，加劇血壓急降，腦部供血不足的時間一久，腦細胞便會壞死。這個個案的確不常見，也反映年輕中風個案的原因往往跟一般因為三高或吸煙而起的個案不同。

第二章

把握黃金期
治療中風與復康

小中風出現的病徵讓人容易掉以輕心，是正式中風的警號，一旦發生便需馬上求醫，而醫治急性中風，分秒必爭，愈早用藥愈好，把握黃金三小時得出最佳的治療效果。

中風除了影響患者四肢的活動外，其咀嚼和吞嚥的能力也會影響。照顧者可以使用不同的方法和手機程式為患者提供更合適和有效的照料，讓康復過程變得事半功倍。

2.1

小中風所出現的病徵一瞬即逝，不留痕跡，有病人便以為毋須理會，但研究指出，小中風出現過後，大有機會短期內正式中風，而以首兩天的風險最高，每100名患者中便有四至十人在兩日內演變成中風。如果小中風持續一小時以上，而當時血壓高於140/90，或是60歲以上、糖尿病患者，發作徵狀為半側無力、說話困難等，變成中風的風險就更高，所以，小中風實際上是中風警號，一旦發生便要馬上求醫，找出問題根源並加以控制，最好能夠在兩天危險期內完成檢查。

檢查小中風　磁力共振最清晰

檢查當然少不了照腦，其作用是要弄清楚有沒有中風。根據美國中風協會（American Stroke Association, ASA）制訂

的最新定義，小中風只是短暫中風，腦細胞並沒有死亡，而照腦也不會找到什麼不妥。磁力共振能在這方面的效果比電腦掃描優勝，它能偵測到數小時內出現的中風訊號，而其影像也清晰得多，提供更肯定的結果。

至於其他檢查，則視乎情況而定，當中包括腦血管造影、心電圖、24小時心電圖、心臟超聲波、頸動脈超聲波、抽血化驗等，目標是找出引起小中風的原因。如果發現是心臟有血塊衝到腦部，可以用薄血藥減少血塊形成以預防中風；若頸動脈狹窄而影響上腦的血流，便要考慮以手術治療；若中風是由腦血管硬化引起，便需要以抗血小板藥物防止血管再次閉塞，原理是防止血小板在血管凝結成血塊，避免血管栓塞。

抗血小板藥　預防再次中風

現時有多種抗血小板藥物可供選擇，其中以阿士匹靈最廣為人知和歷史悠久，它的作用是抑制血小板於血管凝聚，防止血栓與動脈硬化的形成，副作用是引起胃痛、胃潰瘍或胃出血，建議飯後服用以減少腸胃不適。關於劑量方面，每日服用50到100毫克已經足夠，服食更高劑量只會更傷胃，但無更好效果。

除了阿士匹靈，也有其他抗血小板藥選擇，例如氯吡格雷（Clopidogrel），其預防血管栓塞的效果比阿士匹靈稍佳，特別適合同時患有冠心病的病人使用，副作用為皮下出血、內出血、皮膚紅疹等。

從前醫學界一直以一種抗血小板藥治療小中風，但2013年《新英格蘭醫學雜誌》（*The New England Journal of Medicine*）發表的一項研究，對象為剛患上小中風或輕微中風的華人，他們是兩日內正式中風的高危族。研究發現，同時接受兩種抗血小板藥物治療（阿士匹靈加氯吡格雷），比只接受一種更有效預防再次中風或死亡，不過這會增加內出血風險，所以這種治療較適合用於短期內有機會再中風的高風險患者，即60歲以上、求診時血壓很高、發病時間多於十分鐘甚至一小時、出現半邊身無力或語言障礙等病徵。

抗血小板藥除了可減少小中風患者正式中風的風險，也能預防缺血性中風復發，長期服用阿士匹靈或氯吡格雷均有此效果。西洛他唑（Cilostazol）則是較新的選擇，尤其適合亞洲人服用，且較少引起腦出血之副作用。

對阿士匹靈過敏的病患，可選用氯吡格雷或西洛他唑，但兩者的藥價比阿士匹靈貴，使用時還是要考慮這一點。

服用以上藥物期間需特別注意下列幾點：

1. 若糞便帶黑或出血，嘔吐物帶咖啡色，便可能是腸胃出血，應該盡快求醫；
2. 接受手術或拔牙時，請告訴醫生或牙醫自己正在服用抗血小板藥物；
3. 阿士匹靈和酒精同服會增加胃出血風險。

參考資料

· Wu CM, McLaughlin K, Lorenzetti DL, et al. *Early risk of stroke after transient ischemic attack: a systematic review and meta-analysis. Arch Intern Med.* 2007; 167(22):2417–2422.

· Wang Y, Zhao X, Liu L, Wang D, Wang C, Li H, et al. *Clopidogrel with aspirin in acute minor stroke or transient ischemic attack. NEJM.* 2013; 369:11–19.

· Huang Y, Cheng Y, Wu J, et al. *Cilostazol versus Aspirin for Secondary Ischaemic Stroke Prevention cooperation investigators Cilostazol as an alternative to aspirin after ischaemic stroke: a randomised, double-blind, pilot study. Lancet Neurol.* 2008;7(6):494–499.

· Shinohara Y, Katayama Y, Uchiyama S, et al. *CSPS 2 group Cilostazol for prevention of secondary stroke(CSPS 2): an aspirin-controlled, double-blind, randomised non-inferiority trial. Lancet Neurol.* 2010;9(10):959–968.

· Lansberg MG, O'Donnell MJ, Khatri P et al. *Antithrombotic and thrombolytic therapy for ischemic stroke: Antithrombotic Therapy and Prevention of Thrombosis, 9th ed: American College of Chest Physicians Evidence-Based Clinical Practice Guidelines. Chest.* 2012;141(2 Suppl): e601S.

2.2

我在醫院向家屬講解病情：「你父親中風了，可惜，已經超過六小時，錯失了治療黃金時間，所以他不適合接受溶血治療。」

醫治急性中風，分秒必爭，腦血管一旦被堵塞，血流不通，腦細胞便會因缺氧而在數小時急速死亡。如果我們能把握這個時機，將堵塞的血管打通，便有望恢復血流，挽救存活下來的腦組織。愈早治療，腦細胞就救得愈多，所以，歐美的中風醫療中心都以「Time is brain」這口號，呼籲大眾萬一出現病徵時必須及早求診。

頭創傷、血壓高不宜注射溶血劑

這種療法需要在病人的靜脈注射「溶血劑」，藥物流至剛

堵塞的腦血管，便會溶化血塊。要達至通血管的效果，血塊就要夠新鮮，亦即是在未完全凝固之前落藥，才會被溶化，總之就是要快。

水能載舟，也能覆舟，溶血劑既然可以打通堵塞了的腦血管，自然也有機會令身體其他傷口流血，或可引起內出血、腦出血等嚴重副作用，甚至導致死亡。因此，如果病人近期有頭部創傷、腦腫瘤、出血、凝血疾病、血壓過高等都不適合接受溶血治療。

中風後三小時溶血劑失效

根據國際指引，以病發起計，三小時內注射溶血劑會得到最佳效果，最新研究顯示：若延至四個半小時內注射也有療效，但效果會打折扣。總之在此黃金時段內愈早用藥愈好，過時用藥不但無效，更要承受嚴重副作用之風險。

實際上，由發現中風病徵，到乘車往醫院，等候見醫生，做腦掃描，直至等報告後，才可以開始用藥，不難想像要在三小時內完成以上所有步驟，絕對是在上演「生死時速」，當中每個環節都不能鬆懈。要把握黃金三小時或四個半小時，大眾便要熟悉中風徵兆，例如面部出現不對稱情

況、說話受影響、手腳不能動等，一有懷疑便要盡快求診。

缺血性中風12小時內可動導管手術

治療急性缺血性中風，有所謂「黃金三小時」，意指病人必須在中風病徵出現三小時內接受溶血治療，以打通剛堵塞了的血管。這方法需要在病人靜脈注射溶血劑，溶血劑便會沿靜脈進入循環系統，當藥量提升至一定水平時，便會溶解堵塞血管內剛形成的血塊，使血液重新流通，搶救危在旦夕的腦組織。

人體組織需要血液灌溉氧氣和養份，沒有血液潤澤便會死亡，但死亡的速度就因應不同組織而各有差異，例如皮膚便可以忍耐較長的缺血時間，奈何腦細胞則非常脆弱，一刻也不能忍受。血管一旦被堵塞，腦細胞便快速凋零，所以病人和醫生都要爭分奪秒，以最快速度落藥，將血管打通，減少傷亡。

除了靜脈注射溶血劑之外，研究人員也不斷推陳出新，想出不同的醫治方式，其中一個最可行的辦法是以類似「通波仔」形式，將導管放入病人大腿動脈，沿大動脈，經過心臟、頸動脈，再上腦血管，直達堵塞血管的位置，然後

用儀器清除血塊。研究指出，在6至12小時內用以上手術
打通血管，皆取得滿意療效，病人可以迅速康復。

不過，血管介入療法始終涉及複雜技術和先進器材，難以
普及應用。怎樣能令病人在半日內接受手術，絕對是很大
的挑戰。

 參考資料

· Berkemer OA, Fransen PSS, Dippel DWJ et al. *A randomized trial of
intraarterial treatment for acute ischemic stroke. NEJM,* 2015 Jan 1;372(1):11-20.

· Goyal M, Demchuk BK, Hill MD, et al. *Randomized assessment of rapid
endovascular treatment of ischemic stroke. NEJM,* 2015 Feb 11;DOI:10.1056

· Campbell BCV, Mitchell PJ, Davis SM et al. *Endovascular therapy for ischemic
stroke with perfusion-imaging selection. NEJM,* 2015 Feb 11

2.3

當診所的病人一個接一個時，護士通常都善用「間場時間」遞上不同種類的文件或病人化驗報告給我看，雖然只有片刻，但也不能馬虎了事。好像今天翻閱的磁力共振報告，結果並不尋常，當然要打醒精神，並即時請病人及其家屬前來講解。

腦退化突襲　源於中風

話說上星期這名女病人由家人帶來，看看是否患上老人癡呆症，家人發現她反應遲鈍，智力下降。不過，她的病情起得很突然，兩個月前並未有任何病徵，但在一次無故跌倒後便出現上述狀況。大家時常聽見的腦退化病徵都是逐漸出現，並來得很慢，因此病人家屬通常都講不出病人何時發病，但一般都表示至少有一年半載，而不會像這位病

人般來得如此急速。

正因如此，當中定必有內情。照腦報告顯示她大腦多處出現中風跡象，磁力共振更清楚指出那些都是近期出現的傷痕，跟她在數星期前病徵出現的時間吻合。由此判斷她大腦認知功能急速下滑，非因一般退化引起，而是由中風所致，稱為「血管型退化症」（Vascular Dementia）。

腦掃描　揭露退化真相

她的中風也比較特別，值得再深入解釋。很多華人的腦血管栓塞因血管老化所致，腦部不同部位的血管會隨着時間逐漸閉塞。不過，磁力共振腦掃描顯示她腦部有多個區域都有栓塞。仔細一點說，掃描影像數據分析指出，那些栓塞都是在同一時間發生的！這現象跟前述漸漸地栓塞有很大分別。怎可能會有那麼多條分布於不同區域的血管在同一時間內出現栓塞現象？所以血管老化而造成血管閉塞的說法在她身上並不成立。

她的心電圖顯示她有心房顫動（Atrial Fibrillation），意思是心臟跳動長期不規律，這種狀態會令心臟內的血液流動不暢順，停滯不前的血液很容易會在心臟內形成血塊，並

黏附在心房裏。血塊終有一日會鬆脫下來，由心臟衝上大腦，並四散於不同血管而造成多處地方栓塞，這正好解釋她的照腦結果。

有見及此，我建議她長期服食薄血藥以避免再次中風，原理是從源頭解決問題，阻止血塊在心房內形成，免除其衝上大腦之風險。只要持續服用，她的老人癡呆症自可得到控制，不會如常見的腦退化症般不斷惡化。

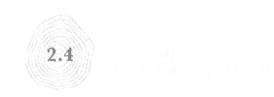

2.4

面癱使患者半邊面的肌肉活動癱瘓，而且發作得很急，很易被誤會為中風，不過兩者的病理、後遺症、治療等都分別很大：面癱主要影響面部，中風則可大可小，甚至可有性命之虞。

面癱雖然沒有中風那麼危險，但錯過治療黃金期，便有機會不能復元，兩邊面就可能會從此不再對稱！面癱是由顏面神經受病毒入侵而引發，尤其指皰疹病毒或帶狀皰疹病毒。大部分個案只傷及顏面神經，但若由帶狀皰疹病毒所引起，患者的耳朵便會有紅、腫、熱，痛，甚至形成水泡，即是耳朵「生蛇」，若遲了醫治，便會傷及顏面神經，形成面癱。

病毒入侵顏面神經後，神經便會發炎，發炎固然會傷及神經組織，其實腫脹可帶來更大傷害；顏面神經的其中一段會經過耳骨內的一條狹長管道，這條管道的牆壁是堅硬的

頭顱骨，神經內充滿微絲血管，當神經在此管道內發炎和膨脹，擠迫的環境自然會把微絲血管壓扁，封鎖供給顏面神經的血液和養份，令神經壞死。

明白以上原理就能理解消炎的重要，消炎要用上口服類固醇才夠效力。有研究指出情況輕微的患者，類固醇已足夠控制病情，至於情況嚴重的個案，應配合抗病毒藥物一同醫治。

面癱的病人最關心的是痊癒機會，這便要視乎面癱有多嚴重，破壞小當然快些痊癒；若是嚴重的話，不但康復需時，而且未必可以復元。此外，愈早接受藥物治療當然愈早康復，不過，就算完全沒有治療，文獻顯示也有三分二患者可以完全康復，八成人會在首三星期有康復跡象。康復後，有7%病人會復發。

另外，由於面癱也會影響負責閉目的肌肉，患者眨眼會有困難，嚴重時就算睡眠時也不能緊閉眼瞼，所以患者要不時滴眼藥水以保持眼睛濕潤。

2.5

很多病人分不清薄血藥和抗血小板藥，以為自己正在服用的阿士匹靈是薄血藥，見醫生時便說錯資料，耽誤診症時間。阿士匹靈其實是抗血小板藥，作用是減少血小板集結血管，預防栓塞；薄血藥的作用是降低血液凝固能力，針對心臟結構有問題或心律不正而引起的中風，因為這些情況會使血液在心臟內流動不暢，當血流不暢順，便會凝固成血塊，隨時衝上腦部，閉塞血管。服用薄血藥便能避免血塊形成而預防中風。

薄血藥僅預防下次中風

剛剛中風而又從未服用過薄血藥的病人要注意，薄血藥只能阻止新血塊形成，而不能打通堵塞了的腦血管，所以它的作用是預防中風，而不是修復血管或治療今次的中風。

薄血藥既然能降低血液凝固功能，防止血塊形成，也會反過來妨礙身體的正常止血機能，容易造成流血不止、內出血等副作用；如果用量太少，便沒有預防中風的效果；如果用量太多，又會有出血危險，所以，服用傳統薄血藥華法林（Warfarin）的病人都要定期抽血化驗，測試血液的凝固能力。

傳統薄血藥也容易會與一些含維他命K的食物相沖，這些食物會幫助肝臟製造血液凝固分子，增強凝血功能，正正抵消了薄血藥的作用。不少綠色蔬菜包括菠菜、通菜、莧菜，甚至綠茶等均含高維他命K成分，會減弱傳統薄血藥的藥效，患者應避免進食。

此外，薄血藥也容易跟其他藥物相沖，所以患者看醫生時必須說明自己正在服用薄血藥，醫生只要翻查藥物資料庫，便可確保將要處方之藥物有沒有跟薄血藥相沖。至於中藥方面，暫時都未有資料記載薄血藥與每一款中藥的關係，實在難以預料同時服用後之反應；有病人以為只要把中西藥分開不同時段服用，藥物便不會相沖。其實藥物被腸胃吸收後，會改變了肝臟分解藥物之功能，分不分開服用也一樣會發生，所以如非必要，還是不要把薄血藥與中藥一同服用。

新薄血藥毋須抽血、戒口

醫生每次處方傳統薄血藥時，都要經過深思熟慮，小心評估該病人是否適合長期服用，因為調控此藥的劑量並不簡單，加上容易與其他食物和藥物相沖，所以病人必須戒口，以及定時抽血監測藥物水平。如果病人不能配合上述指示，便不宜服用傳統薄血藥。

有見舊式藥物如此多問題，新一代的薄血藥便應運而生，病人毋須抽血和戒口，飲食自由得多。另外，傳統藥物起效很慢，往往需時數天甚至一個多星期才發揮效用，新一代藥物則迅速得多，省掉早期調節劑量的時間，此外，亦比傳統藥物較少引發腦出血和內出血，似乎更為安全。

雖然新一代藥物有不少優點，但也有其限制和缺點。首先，到目前為止，新一代藥物不適用於心臟有某些結構問題的病人，例如心瓣嚴重狹窄、換了人工心瓣等，他們仍然要採用傳統薄血藥。另外，新一代藥物經腎臟排出體外，腎衰竭會導致藥物積存體內，所以腎衰竭患者不宜使用，傳統薄血藥則沒有此問題。

因為不需要病人抽血監察，新藥看似很方便，但正是因為這點，醫生卻無從得知病人有否定時服藥，而每當病人停

服一至兩劑時，藥效就會很快消散，令病人中風風險增加！傳統藥物卻無此問題，因此，雖然新藥為病人帶來更多方便，但他們必須明白一點：定時定量服藥，以達到最佳藥效，從而預防中風發生。

2.6

中風這個病給人的印象是半邊身活動不了、麻痺之類，所以很難想像我眼前這位55歲西裝筆挺的推銷員行入診所，訴說自己說話不清楚，最後竟被我診斷為急性中風。他一向身體健康，但在數日前送兒子返學後，到上班時說話才發現自己說話不靈光，無法流暢地表達自己。

他坐下來我診症室說了三句，我已聽得出問題，並懷疑他中風。他吃力地表達自己，但總是詞不達意。過去我遇到其他病人說話不清時，往往會協助其完成未完成之句子或不斷提問，今次我卻刻意不干預他說話，只觀察他會說成怎樣。

他勉強地說出病發情況，說話時的確有些不清楚，但不算太嚴重。究竟是他說話突然出了問題，還是只是心理作用？我不認識他，所以無從得知他本來說話有多流暢，是以難以確定他的病是否真實。

我靈機一觸，請他即時說出「龜兔賽跑」這個家喻戶曉的童話故事來。他能夠大概講出故事大綱，但要左支右絀、結結巴巴才能完成。如果他向來說話都是這般不流暢，根本不可能成為資深推銷員，所以我可以肯定他的病確有其事，而既然他的情況又發生得這麼突然，他應該是中了風。

果然不出所料，磁力共振顯示他左腦負責說話的區域出現缺血性中風的訊號。這個部位如果壞死範圍大，患者可以完全說不出話，或語法不通、內容雜亂無章，往往令家人以為他們有急性精神錯亂，如果患者是長者，更會被當成老人癡呆症發作。我這位年輕病人情況雖不算太嚴重，但已足以影響他做推銷的工作。

他行動自如，表面看來一切正常，旁人無法想像他居然中了風，現在有苦自己知，更後悔自己吸煙 30 年。我安慰他語言還是有辦法再訓練的，切勿錯過復元的黃金期。

2.7

中風除了影響四肢活動外，也可能影響咀嚼和吞嚥的肌肉，包括嘴唇、舌頭和喉嚨的肌肉，這些症狀可以導致營養不良和脫水，不利中風康復。食物在正常吞嚥時會由喉嚨滑入食道，再傳至胃部，有吞嚥困難的患者有機會把食物由喉嚨誤傳至氣管，再進入肺部，阻塞支氣管，滋生細菌，形成肺炎。

吞嚥困難的五項徵狀

所以家屬要多留意患者進食情況，及早察覺吞嚥問題，這些徵狀包括：

1. 進食時間過長、食量少、要分開數次才能吞下口腔內的食物；

2. 進食時候咳嗽、清喉嚨或感覺窒息；
3. 食物在吞嚥後殘留在嘴巴內；
4. 吞嚥藥物有困難；
5. 常流口水，這是因為吞嚥困難會令患者減少吞下口水，口水積聚於口腔，滿瀉便會流出。

吞嚥困難者　應避用吸管

家屬可以為有吞嚥困難的人提供多種幫助，包括：

· 確保患者在完全清醒時才飲食；
· 提醒患者進食時要專心，不應同時進食和說話；
· 關上電視和收音機，讓患者專心飲食；
· 協助患者坐直身子進食，這樣比躺臥餵食安全；
· 觀察其喉核上下之活動，確認食物吞嚥後再繼續餵下一口；
· 確保餐後其口腔清潔、無食物殘留；
· 在進食後維持患者直坐姿勢20至30分鐘。

家屬亦需要調整食物大小和質地，例如把食物切絲、磨碎、搗爛，甚至煮成糊狀，以彌補患者咀嚼及吞嚥功能的不足。

他們要避免進食容易嗆到及不易吞嚥的食物，如麵包、糕餅、花生醬、蓮蓉、粟米粒、果仁等。要注意的是，吞嚥障礙者不可直接飲用稀流質食品，需考慮於食品中添加凝固粉增加黏度；也不應使用吸管飲用液體，以免嗆到。除了注意食品處理，也需留意進食份量，應盡量使用茶匙或湯匙等餐具進食。

吞嚥困難患者應接受言語治療師評估及治療。除了口腔肌肉強化練習，深層咽肌神經刺激法及吞嚥電療法也是常用的治療方法，可以協助病人加強咽喉反射動作、強化吞嚥機能。情況嚴重之患者可能要暫時以胃管餵食，等情況好轉時才拔掉胃喉，以口腔進食。

說話障礙被誤會精神錯亂

中風除了影響吞嚥外，也可引起不同形式的溝通障礙，有些情況是患者腦部受損，控制不了肢體活動之餘，也影響面部、嘴巴、舌頭和咽喉等發聲肌肉的協調，妨礙患者正常咬字和發音。患者說話雖然口齒不清，但談話內容正常，家人只要耐心聆聽，仍能聽明其意。

若中風損壞了語言區域，便會產生不同形式的失語症，嚴

重影響患者的溝通能力。以「表達性失語症」為例，患者雖然可以說話和正常咬字和發音，卻無法表達心中所想的詞彙、句子，難以敘述事情，說出不適切內容，誤把「手錶」說成「蘋果」等；有時也會因為說不出心裏想說的詞彙，而產生說話斷斷續續、不流暢的情形。我見過很多這類中風病人在病發當天被家人誤會為精神錯亂，全都因為他們的「胡言亂語」。如果過了一段長時間而病人還未痊癒，很多病人都會因為難以表達自己而變得煩躁沮喪。

結合短句和動作　令患者更易理解

表達性失語症患者雖然表達能力有問題，但理解能力正常，但「接受性失語症」則相反，因理解能力差，有時甚至不知道自己在說什麼，因此會有答非所問、文不對題或胡言亂語的情形。他們往往聽不懂某些詞彙、片語以及句子，當句子愈長愈複雜，情況就愈差。我遇過一個情況嚴重的年輕患者個案，四肢活動正常，聽力也正常，但完全接收不到別人的說話，甚至比聾了更糟。

跟他們溝通時要注意以下的一些原則：

1. 保持耐性，不要急着幫他們完成句子或找字眼；

2. 盡量避免使用太艱澀或抽象的字眼，要縮短句子；

3. 毋須提高音量，但要減少交談時噪音的干擾，像收音機、電視機及各種會發出聲音的電器最好先關掉；

4. 嘗試各種不同的溝通方法，例如運用圖案、動作、表情或文字，不必拘泥於正確的語句；

5. 確認患者表達「是」與「否」時，是否真的切題，以免造成誤會；

6. 當病人因無法溝通而感到挫折時，不要假裝聽懂，可試試換個話題和活動，待會兒再說，以減少他們的焦慮。

2.8

兩年前何伯中風，現時康復情況大致理想，非常穩定。平日只有太太陪同覆診，今天兒子突然一同前來，且面色凝重，必定有事。傾談後方知他們一家人正商討應否聘請傭人照顧何伯。

何太對此非常抗拒，一想到有外人長駐家中已感煩厭；另一方面，兒子卻主張請人，因他見母親為照顧父親而終日愁眉苦臉，認為需要援手以減輕她的壓力，兩人更就此事在我的診症室內爭執起來，小何生更要求我為此給予「專業」意見。

我只聽得一頭霧水，何伯病情最嚴重的時候，應該是兩年前剛中風後的數個月。現在他病情穩定，行動自如，說話又正常，為何需要額外請人照料呢？

不怕「老」退化

大腦受損　行徑古怪

要平息他們的糾紛，便要先了解何太的不滿。

原來何伯自中風後便出現了很多古怪行徑。但凡想到任何新主意，不論是否適合當時情況，何伯也要馬上付諸實行，並要徹底完成為止。例如何伯企圖修理家中各類電器，拆散收音機，但又未必能將其修復，結果要何太替他「執手尾」，因此令到何太大為不滿，她表示可以接受何伯有其他方面的中風後遺症，如半邊身不能活動、無法說話或吞嚥困難等，但就不能忍受他的古怪舉措。

其實何伯的問題屬於中風後遺症的一種，當大腦負責制衡衝動思想的部位受損，便難以約束自己的想法，變得想做什麼便做什麼。行為問題並不容易被人一眼看出，患者因為行動自如，看來已完全康復，「製造」出來的麻煩就無法被人諒解了。何伯那些古怪行徑層出不窮，令何太不勝其煩，於是時常對子女大發牢騷。兒子無計可施，唯有找外援幫手，以紓解母親的壓力。他們在診症室高聲對話，何太一直站着，滿臉怒容，背向着何伯，對兒子的建議充耳不聞。明顯地，兒子也不理解她的困惱。

我於是對何太道出問題所在，勸她接受何伯「看不見」的

中風後遺症，他能正常走動起居飲食已是恩賜；聽罷何太果然怒氣全消，看來我的專業意見十分管用。

不怕「老」退化

2.9

中風給人的印象是影響手腳活動，但其實中風也可以破壞
患者大腦的語言中心，使患者無法理解別人講話，又或不
能表達自己。既然大腦已經受損，怎樣可以令患者痊癒，
實在是很大挑戰。

我有位50多歲的會計師病人，不幸在9個月前左腦出血，
嚴重破壞他的語言區域，使他失去說話能力，亦即是所謂
的「失語症」。他當初來就診時，神情呆滯，說話結結巴
巴。他無法用文字表達意思，說不出新年和聖誕節時大家
互相祝賀的語句，也不能說得出眼前物件的名稱，例如鉛
筆、眼鏡、滑鼠、手錶等日常生活用品。

他中風了數月後才開始見我，我見他神情委頓和垂頭喪氣
的樣子，很難想像他本來是一位事業如日中天的會計師。
傾談過後，我認為他受中風所累而觸發了抑鬱症，遂建議
他服藥治療。他起初有些抗拒，但經我解釋之後，便明白

他正在復元的黃金時間，他必須把握時機，以積極和樂觀的心態去進行康復治療，否則便會事倍功半。

他接受我的建議服藥，效果非常顯著，覆診時心情明顯放鬆了，自信也開始恢復起來。我於是「乘勝追擊」，講解中風的痙瘲原理：早期康復最靠血液回流受傷部位，中後期康復便需要腦神經網絡自我重組，而當中需要患者付出努力，讓沒有受傷的腦細胞重新學習，盡量重拾大腦失去的功能。如果患者在此時一蹶不振或只懂怨天尤人，便會錯失良機，鍛煉不到大腦了。

每次見他覆診也有進步，說話愈來愈順暢，反應敏捷，笑容滿面，更告訴我他很努力做言語治療，希望康復得更快。見他如此努力，我知道只要能夠助他一臂之力，必定會大有進展，於是我便破例把我的讀書秘技分享給他，以助他「打通任督二脈」。作為醫生，我曾背誦過大量課本，歷練出一些有效的方法幫助記憶，在我學習日語的那兩年，這套方法更成功幫助我克服了一把年紀才學外語的障礙。

識字卡（Flash Cards）是其中一個最有效的方式去學習詞彙，因為這個方法可以解決我們遺忘的問題：我們在記憶新事物的過程中，必然會不斷遺忘，如果我們因為氣餒而放棄學習，便注定失敗，而反覆練習就是當中的不二法門。

不怕「老」退化

患者只需把要學習的詞彙寫在「識字卡」上，再逐張反覆練習便可。如今已有很多手機教育程式載有此功能，除了輸入文字外，更可輸入圖片或相片。

例如：用手機拍攝桌上的滑鼠，輸入在程式中，再輸入「滑鼠」這個詞彙，便完成第一張卡了。在測驗模式中，患者要成功讀出圖中物件之名稱，而程式會用「電子發聲」讀出正確答案，讓自己知道發音是否正確。完成一張卡便繼續下一張，而程式會把答錯的卡片重複出現，直至學熟為止。有了這些科技，患者便能更有效率地學習物件或甚至親友的名稱了！

2.10

中風會令那些指揮手腳活動的腦細胞壞死，從而導致手腳不能動。為何那麼多病人又可重新走動，並康復過來呢？

這是因為腦部的功能是能重新塑造的（Neuroplasticity）。每當我們學習新事物、改變行為和遭遇新經歷，腦細胞之間的連接便會自動調整。兒童發育時期，腦部就是靠這個原理而變得成熟，不單如此，成年或老年人的腦部仍然擁有此特性而不斷整理這些神經網絡連接。中風病人就是透過這種腦部自我更新之功能而完成修復效果。

大腦區域互補可令中風者重新走動

要是大腦有一區域受損，另一個區域便可補上，取代其失去之功能。科學家利用「功能性磁力共振造影技術」

（Functional MRI）證明了這個神奇現象：中風病人經過復康治療後，被重新調派工作的大腦皮層區會呈現出從未有過的活躍訊號，顯示它執起了指揮癱瘓肢體的新任務。

此發現絕對是中風病人佳音，不過人腦就算有此奇妙復修功能，仍需患者做復康運動，讓身體重新學習動作，把腦細胞連接，讓補上之區域擔當新工作。

這個重新學習的過程，跟兒時學行、踏單車、游泳一樣，需要主動學習，自己參與和付出才會有成果，沒有親身經歷發號施令、指揮手腳，腦細胞便不會連接起來。所以患者必須全程投入治療，切勿讓負面情緒和挫敗感打擊鬥志，拖慢療程而錯過治療黃金期。家人為患者按摩或伸展肢體也取代不了這個重要學習程序，想幫忙的話，不如多鼓勵患者自己做運動，激活腦部剩餘區域，連接腦細胞。

我有很多病人中風初期時手腳發軟無力，甚至連手指也不能動彈，腳也提不起來，只好躺在醫院治療，但他們最後也能康復，走進我診所覆診，而手指也可恢復活動。

雖然中風初期的路很崎嶇，但其實光明就在前面，患者千萬不要低估自己腦袋復原的潛力！

癱瘓病人多做深呼吸

雖然部分患者的確可以重新走動，但嚴重的中風可導致永久性半身癱瘓、行動不便，引發多種不同併發症，家人要多加認識以防患於未然。

首先，有半身癱瘓的病人在臥床時都會難以轉身，以同樣姿勢仰臥會使背部長期受壓，妨礙血液循環。至於負重的部位所承受的壓力就更大，該部分的皮膚會常常磨損，引發潰瘍和褥瘡。褥瘡一旦出現便難以收拾，唯有預防才是最佳的處理方法。照顧者要每兩小時為患者轉身一次，並鼓勵患者多作身體活動，紓緩負重部位之壓力；也要加強皮膚護理，保持皮膚清潔乾爽，大小便後要徹底清潔。

另外，患者長期臥床，無法行動，會令深呼吸減少、胸肺缺乏擴張、無力咳嗽，使痰殘存肺部而變成細菌溫床。再加上身體虛弱、抵抗力下降，很容易便造成肺炎。照顧者應鼓勵患者多在床上活動和轉身，多做深呼吸運動。

中風發病之後，腦部主宰膀胱排尿的中心或有受損，病人會因而失禁。尿液有時會過度積聚於膀胱，直到滿瀉而滲漏，家人見狀還會以為病人能正常排尿。餘尿殘留膀胱內會滋生細菌，引發膀胱炎。有時殘尿逆流而上至腎臟，甚

不怕「老」退化

至引發腎衰竭。家人要多注意病人的小便量，需要時要由醫護人員放尿管引尿，待患者排尿機能慢慢康復。

助病人作伸展運動　防肌肉萎縮

中風另一個常見併發症是肌肉痙攣（Spasticity），指肌肉運動出現失調現象，患者肌肉間中抽搐和疼痛，手腳關節可變形；關節屈曲不利於清洗，會容易引致皮膚霉爛、真菌感染。長期肌肉痙攣更會演變成永久性的肌肉「攣縮」（Contracture）。為避免肌肉痙攣，照顧者應每天為病人僵硬的關節作伸展運動，紓緩肌肉抽搐現象。

家人要短時間內學懂看護病人的技巧真的不容易，遇到不明時，應多諮詢醫護人員、物理治療師、職業治療師等的專業意見。

📖 參考資料

· Johansson, B. *Brain Plasticity and Stroke Rehabilitation: The Willis Lecture. Stroke,* 223-230.

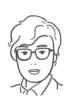

第三章

柏金遜症的病程與用藥

柏金遜症是一種由腦部退化引起的疾病,醫生需根據病人的徵狀作出專業的臨床診斷,絕不能單純因為患者身體出現震抖便斷定是患上柏金遜症。

不少人以為柏金遜症屬於「老人病」,其實不然。臨床上有10%患者的發病年齡約為40歲,甚至在更年輕時發病。現時已有不同種類的藥物用於柏金遜症的治療,只要治療方向正確、保持心境開朗,強健體魄,柏金遜病人也一樣可以過着豐盛的生活!

3.1

「我是否患上柏金遜症」是所有柏金遜症初期患者都有想過的問題，尤其當手震持續不斷出現，就算自己不當一回事，旁人察覺到也會提醒你快點看醫生。

這個病是如何診斷的呢？簡單來說，是醫生根據病人的徵狀，看看是否有震抖、動作緩慢、肢體僵硬等去作判斷。

以上所說的是全靠醫生臨床診斷，即只憑病歷和身體徵狀便可診斷，更毋須依靠抽血、照腦或其他檢查輔助就可以簡單直接幫助病人。可惜，這種診斷方法並非人人接受，因為醫生就只是「看一看」便立即判案，而判決結果又影響深遠，有很多病人都會為此而抱有懷疑態度。

我有不少病人也有此反應，其中一名60歲女士，一年前右手開始手震，情況只屬輕微，有可能是由其他藥物引起的反應，我建議她不妨觀察一下。怎料她沒有為此罷休，之

後一年不斷看醫生，甚至多看3位腦科醫生，眾醫生也認定她患上柏金遜症。可是她仍未接受患病的事實，服藥時只有戰戰兢兢，因為害怕服藥會有副作用，但又擔心不服藥會令病情惡化。

她的心結在於她對臨床診斷的不信任，因為她很希望會有化驗或掃描檢查去作出客觀的診斷。但其實不同病症會有不同方法診斷，例如貧血要靠驗血得知，骨折要照X光檢查，而暗瘡、痱滋、濕疹等問題，只需由皮膚科醫生一看就知，因為皮膚病徵狀就在皮膚上，大家也會理所當然地接受這種臨床診斷方式而不會質疑醫生的專業判斷。

至於柏金遜症，本身就是一種由腦部退化引起的疾病，生病的範圍由於非常細小，早期出現時就算連磁力共振也未必照得出來，所以斷症只有靠臨床表徵去決定，也就是要由受過專業訓練的醫生去鑑定患者表情和肢體活動是否符合病情。

3.2

看了一個新症，轉介信中提到60歲的女病人懷疑自己兩年前曾經中風，治療效果不彰，身體每況愈下，行動愈來愈慢。信中並提到她的磁力共振照腦檢查，結果沒有什麼不正常，這一點令我覺得很詫異，如果是中了風，腦部必有壞死的痕跡顯示出來。

中風發作手腳立時乏力

護士請病人進來診症房時，我望了她一眼，只見她面容僵硬、動作遲緩，我心中即時已有答案。她甫坐下便投訴左邊手腳活動不暢順，之前的醫生診斷她有輕微中風，並告知照腦顯示不出來也絕不出奇。我隨即問她一個關鍵性問題：「你的病徵是逐步出現，還是突然出現？」她回答是慢慢出現，而且每況愈下。這個答案已經讓我肯定她沒有中

不怕「老」退化

風，因為如果是中風發作，腦血管會因為突然阻塞或破裂而導致部分腦細胞供血不足，腦細胞沒有血液供應便會壞死，手腳無力的徵狀也會因而立時出現，絕不會慢慢浮現。

照腦檢查不來的柏金遜

這位病人的面部表情十分僵硬，說話語調平板，手腳動作緩慢，走路時身體微向前傾，雙手欠缺了應有的正常擺動。當我屈曲她手肘關節以測試她的靈活度時，果然感到一股阻力，猶如齒輪在地上滾動時產生的窒礙感。以上都是典型柏金遜症徵狀，這個病的成因是腦部負責協調身體動作的區域提早退化，引致患者活動不暢順。由於這個退化的部位在腦部中所佔位置很小，照腦通常都察覺不到，換句話說，檢查一切正常，但病人卻有明顯身體異狀的矛盾現象。

雖然這位病人患有柏金遜症，但她卻沒有手震徵狀。很多人都知道手震是柏金遜症的重要病徵，不過，並非所有患者都會手震。因此，如果患者一直沒有手震，很多人都不會想到自己原來患上柏金遜症，因而耽誤了診治，我這位病人便足足等了兩年時間，奈何類似個案卻又多不勝數。

敏銳觀察防斷錯症

腦神經科的病症一般十分複雜，臨床表徵繁多，要一望而知答案，難度比其他科目要高，醫生要同時捕捉身體多個部位不同的病徵，包括眼神、面部表情、聲調、手勢、步伐、行為等，才可作綜合分析，而腦神經科醫生都要具備這種敏銳的觀察力才能應付隨時遇到的奇難雜症。但在訓練初期，見識不足的情況下，斷症過程着實舉步維艱。當診症漸多，經驗積累下來，自然工多藝熟，徵狀一望而可知。

工作以外，我常常不自覺地留意街上那些步伐緩慢的老翁，從中找出典型柏金遜症徵狀。當我置身於擠迫的港鐵車廂中，又會時常發現面前的陌生人出現病徵，然後我總會出於好奇靜觀一會，在心中作出診斷。

究竟他們知不知道自己患病呢？當然我不會冒昧上前自我介紹，再說對方有病，否則我定是患上職業病了！

3.3

柏金遜症是一種慢性腦部衰退疾病，大致上可分為五期。

在第一期，病人會有手震、動作緩慢等徵狀，但情況輕微，不易被人察覺得到。這些徵狀會在身體其中一邊先出現，至於是左邊先還是右邊，則因人而異，不過，左手先發病的患者，若本身為右撇子，可能會因為左手比右手少用的關係，而容易忽略早期病情。

另外，身邊的朋友如果夠細心，都可察覺到患者站立時上半身會傾前（寒背）、走路慢了、木無表情。這些徵狀會為患者帶來不便，但也可以很容易被克服。

在第二期，手腳的活動問題會擴展至兩邊，整體行動會較慢、開始有困難，但平衡方面卻沒有問題；在第三期，平衡開始有困難，容易跌倒，但患者仍能獨立自主地生活。

到了第四期，病人已不能獨自處理日常生活的事務，但仍能自己站立和走路，不過可能需要拐杖幫助；到了最後一期，病人必須以輪椅代步，長期坐臥，需要專人服侍。

柏金遜症本身不會致命，但到了後期時，病情可引起併發症而縮短壽命，例如跌倒引致骨折、肺炎等。

最大病徵：肢體不受控

關於藥物反應方面，在病情早期時，由於徵狀只屬輕微，往往不需藥物輔助；到病情需要時，也只需服用低劑量藥物已能有效控制病情，此時正是藥物反應的「蜜月期」。

過了幾年，便開始有「藥散現象」（Wearing Off），即患者在服藥數小時後，藥效會逐漸消失；情況嚴重時會有「開關現象」，即藥效可以大上大落，好像電燈開關般迅速變化。有些患者會有「不由自主活動」（Dyskinesia），肢體會隨着不同服藥時間而不自主地舞動。或是相反身體可能會有「僵住」（Freezing）情況，亦即行路時腳板會忽然黏在地上。

其實，每個病人的退化速度都不同，有些人的病情可以維

持在初期多年也不變，有些人則衰退得很快，實在難以預料。最重要是每個階段都有其治療方法，只要保持心境開朗，強健體魄，柏金遜病人也一樣可以過着豐盛的生活！

多巴胺不足降低活動能力

柏金遜症是一種腦退化疾病，由腦部一個名為「黑質」的部位出現急劇退化，令腦細胞未能產生足夠多巴胺（Dopamine）所致。多巴胺是腦內負責傳遞神經訊息的化學物質，其分泌不足會直接影響肌肉活動，阻礙患者活動能力。

但是由什麼引發上述病態則仍然未有定論，普遍認為是由遺傳基因和環境因素互相影響而觸發免疫系統失調、發炎、毒素分泌等一連串事故，破壞神經細胞而令其急劇死亡。

約兩成病人親屬同患柏金遜

遺傳方面，約兩成患者的家屬同樣患有柏金遜症。最新研

究顯示，如果直系親屬如父母或兄弟姊妹中有一名成員患上柏金遜症，自己發病機會會比常人高出 1.7 倍。科學界近年亦陸續發現不同的基因變異跟柏金遜症有關，雖然這些情況只涉及少數族裔病人，但研究結果將有助找出治癒柏金遜症的方法。

咖啡與茶　可能降低患病風險

環境因素方面，會增加患上柏金遜症的風險因素包括高齡、男性、過往有可致失憶或失去知覺的頭部創傷、從事農業和工業的人、長期接觸殺蟲劑、除草劑、有機化學溶劑、「錳」金屬（Manganese, Mn），而可能降低患上柏金遜症的因素包括多喝茶和咖啡、多做運動和吸煙。吸煙竟然會降低患柏金遜風險？真是信不信由你！有科學家指出尼古丁或有保護神經，減少退化之效。不過，亦有分析指柏金遜病人因為缺乏多巴胺，可能會較易抑制煙癮，從而減少吸煙，所以柏金遜症跟不吸煙的因果關係並非如此簡單。

其實要預防柏金遜症，我們只能從環境因素入手，例如避免吸入殺蟲劑、不要逗留在噴有除蚊劑的地方、盡量避免吸入油漆和膠水氣味、家中髹漆後記緊打開窗口通風。

不怕「老」退化

📖 參考資料

· Liu FC, Lin HT, Kuo CF, Hsieh MY, See LC, Yu HP. *Familial aggregation of Parkinson's disease and coaggregation with neuropsychiatric diseases: a population-based cohort study. Clin Epidemiol.* 2018 May 30;10:631-641.

3.4

震抖是柏金遜症最為人知的病徵，所以很多人以為但凡有震抖出現，必定是患上柏金遜症。

早前為一位婆婆看診，她的頭部和頸項不斷地搖晃。陪同在旁的兒子急速地道出她的搖晃問題已經存在十年以上，最近因為傷風，情況更糟糕，反應呆滯，非常擔心她的柏金遜症終於要爆發了。

柏金遜症是一種腦退化疾病，病情發展速度緩慢，從來不會突然爆發，所以我一聽之下，已經知道她多半不是患有柏金遜症。待檢查過後，便開始解釋她患上的並非柏金遜症，只是「原發性震抖」（Essential Tremor）。這個病除了震抖之外，並沒有其他柏金遜症引發的徵狀和殘障。相對來說，患上這病算是「幸運」得多。

我嘗試解釋她只是患上原發性震抖，毋須擔心。可惜，她

兒子並沒有耐性聽我講解，更不斷在我說話時打岔和重複發問問題，顯示他極度擔心母親患有柏金遜症。

由於病徵已經出現多年，病人會完全習慣頸項的搖擺，但旁人看不慣，便會指指點點，提醒患者好有可能患上柏金遜症，快去看看醫生吧！連不相識的路人也會多口提醒，何況是家人？所以，這位病人的兒子見母親最近震抖厲害了，便焦急起來，殊不知道這只不過是傷風藥所引起的副作用，使她在服藥期間多一點震抖，其實只要一停藥情況便會緩和。

傾談多一會，兒子依然無法釋懷，根本就是過度擔心。我也唯有直言勸他毋須過分憂慮，他卻依然故我，一臉愁容。婆婆一聽就明，不但一臉輕鬆，更在偷笑兒子過分焦慮。

我一見狀，馬上指出：「柏金遜症除了引起震抖，也會令肌肉僵硬，四肢活動緩慢；負責控制面部表情的肌肉也不能幸免，患者喜怒哀樂之反應也因此而受到影響。」

婆婆根本非常精靈，反應敏捷，又怎會是是柏金遜症患者呢！

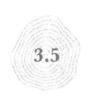

3.5

朋友傳來一個短訊，說她老爺最近行路慢，出現碎步、寒背、易跌倒等病徵，是以懷疑他患上柏金遜症。傳來的短片記錄了他在街上步行的狀況，但影片中只見他背向鏡頭一直向前行，步姿沒有什麼不妥。她補充：「老爺今日在街上行路雖然很正常，但在家中行路卻又碎步！」這時我想起電影《侏羅紀公園》中的一幕：一名小孩在睡房玩樂時，赫然發現一隻暴龍於窗外出沒，於是迅即通知父母。但當父母走入房，暴龍已失去蹤影，此時小孩對於父母對自己的不信任只能百詞莫辯。

不過我當然相信我朋友，更以短訊回覆：「你說他在家中步行不便，但在街上又能行動自如，此差異正正是柏金遜症之特色！」

柏金遜症會產生多種行動和平衡力失調的問題，而其中一種較少被提及的，便是患者在寬闊空間中可行動自如，但

每當穿過狹窄通道時卻會出現窒步現象，而我朋友老爺只是患上初期柏金遜症，在街上走動時仍能輕鬆自如，步入我診症室時也沒有異樣，但一行到枱凳之間的狹路時便如我所料，即時變得步履蹣跚起來。

另外，我替他檢查時發現他右手活動不太流暢，只是他自己不知而已。柏金遜症初期會先影響患者手腳其中一邊，然後再蔓延至兩邊，而這位病人便由左邊出現病徵，只是他本身以右手寫字和用筷子，輕微的病徵對他沒有大影響，加上病情跌勢緩慢，所以他完全察覺不到自己患病。偏偏他天性好動，精力旺盛，平時總是行個不停，四肢擺動幅度比一般人大，所以當他一發病，身體動作一慢下來便會變得很明顯，碰巧我朋友因為相識的關係而特別留意我在醫學電視節目《醫生與你》中提到柏金遜症的典型症狀而能察覺到老爺的隱晦徵狀。

我說幸好他天性好動，對柏金遜症定有正面影響，因為他日夜走動，已便等於不斷在做運動，固然有助抗衡柏金遜症帶來的負面影響。

3.6

柏金遜症會影響病人的面部表情，使患者看來「木無表情」（Mask Face）。我做學生受訓時，對於這個症狀就十分之摸不着頭腦，因為這個病徵看似簡單，但實在殊不容易。醫學教材對此只會輕輕帶過，而不會詳細說明如何在病人面上察覺出來。醫科考試有時會要求考生為病人「一目斷症」（Spot Diagnosis）：即只憑病人外貌而能即場道出病人患有柏金遜症，難度極高。

印有柏金遜症病人照片的醫學書籍，會指出圖中年老病人木無表情；但相中病者看來跟其他長者根本毫無分別。

要掌握何謂木無表情，便先要了解表情變化從何而來。人類是感情動物，我們內心的情感，包括喜怒哀樂等，會經由情緒中心所支配，再透過面部每一塊肌肉，製造出不同的面部表情，而常人能自然流露之表情變化，柏金遜症患者卻做不了，因為他們全身肌肉都有僵硬現象，四肢活動

遲緩，而面部既然滿布肌肉，也不能獨善其身。柏金遜症患者就算有心情起伏，但由於面部肌肉太過繃緊，看起來便沒有什麼表情變化。

說回課本的教材，一幅相片所提供的資料其實有限，我們不能單憑一個表情去評估病人是否木無表情，時至今時今日，錄影和播放科技已經如此成熟，比起硬照，錄影片段作為教材會更為適合。

我在診所教醫學生怎樣偵察柏金遜症病人的木無表情病徵時，會請他們留意我講解病情時病人和家屬向的表情反應：家屬會因為病人確診柏金遜症而顯得憂心忡忡，到我說些輕鬆話題緩和氣氛時，家屬或會眉開眼笑。反觀病人，對我的說話都無動於衷，好像毫不在乎的他們的病情。有了比較，醫學生便能即時掌握箇中分別，學懂怎樣察覺柏金遜症較隱晦的病徵。

不要小看這些似乎無關痛癢的病徵，因為我在過去的文章一再指出診斷柏金遜症的關鍵便是臨床病徵。對腦科醫生來說，每一個細節都是破案線索，除了評估病人四肢活動，也要細心觀察面部表情，只要能夠察覺這些隱晦病徵，診斷病症時便可以更有把握，而評估病人服藥後之反應和監察病情變化時，判斷也可以更精準。

3.7

50歲的 Shirley 證實患上柏金遜症,終日鬱鬱寡歡。服了藥後,情況雖有好轉,但始終未完全改善所有症狀。Shirley 性格內向,做事欠積極,有很多負面思想,自從柏金遜症令她行動緩慢之後,便出現很多抑鬱症狀。

柏金遜症患者很容易同時患上抑鬱症,他們很需要情緒上和精神上的扶持,有需要時更需要抗抑鬱藥幫助。可惜 Shirley 抗拒服藥,令她心情一直欠佳,上班時工作怠慢,公餘時也不願意做運動強化身體。

Shirley 更不想看醫生覆診,只肯繼續配藥,因為她怕醫生又吩咐她加大藥物劑量。採取鴕鳥政策的她,情況每況愈下,行路一拐一拐,腳掌和腳趾更開始疼痛起來。

我一聽便知道問題所在,知道一定是跟柏金遜症有關,可惜她生性固執,怕一見到我時又要加藥,更拒絕覆診,寧

可四處看醫生，尋找其他可能性。

她看過無數中醫師、跌打、骨科醫生、針灸師和物理治療師等，有醫生甚至說她患上「拇趾外翻」，必須施手術才可徹底解決問題。她也深信不疑，認為拇趾外翻便是成因，使其走路不便。不過她對手術有所顧忌，所以一直遲疑不決，沒有作進一步治療。

她終於肯回來覆診，但見她行動緩慢，木無表情，柏金遜病情明顯退步了很多。其實問題根本就是柏金遜症令她左腳行路不靈活，導致腳掌受力位置有所改變，久而久之便形成勞損。可惜她一直執迷不悟，倒果為因，浪費時間和金錢，更令她情緒長期受困。

我費了一番唇舌，解釋以上情況，她無可奈何地接受我的意見，加大柏金遜藥物劑量。不消數星期後，她行動敏捷得多，與此同時，即使她走路多了，腳痛反而消失，證明治療方向正確，她臉上也重現笑容了。

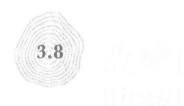

3.8

替病人減肥並非腦科醫生的強項，不過我今次居然成功勸服一位肥胖了數十年的病人減肥，並只靠節食和做運動而有成果，值得分享一下經驗。

話說我有位柏金遜症病人向我訴說膝關節經常疼痛，問我怎麼辦？這位六十來歲女士個子不高，體重卻有180磅，雙膝要支撐如此體重，膝關節自會勞損。

想減肥當然要做運動，可惜柏金遜症會令患者活動遲緩，使她沒有意欲做運動，加上膝頭痛，令她連行路也不想。游水本來最適合她，因為浮在水上不影響膝關節，最適合她消脂，偏偏她又畏水。

我提出的減肥建議全不生效，勸說多次都無功而還。我本想放棄游說，但我知道她只有在柏金遜症病發初期才有能力多做運動，保持身體健康，一旦錯過這個黃金時間而體

重又不斷增加，膝關節只會更痛，而且會痛到連行路也不想，到時身體狀況自然會每況愈下，一切已經恨錯難返，所以我仍會鍥而不捨勸她減肥。

幸好她終於被我說服，並願意改變飲食習慣。原來她自小就只喜歡吃甜品、零食，去飲茶時只會吃甜點，例如馬拉糕、高力豆沙之類。水果就只挑含糖量高的才吃，我建議她吃較清淡的水果，例如火龍果時，便即耍手擰頭。她這口味在長大後不但沒有改變，而且更變本加厲，就算體重不斷增加，也仍會放任亂食。

掌握了她的問題，我便嘗試令她「長大成人」：建議她多探索鹹酸苦辣等味道，多吃五穀雜糧、蔬菜，少吃甜品。我強調無意要她艱苦節食，她只需改變一下口味和保持均衡飲食，也可以在享受美食之餘，又能達到減肥目的。

經我苦口婆心規勸，她終於接受我建議，努力控制飲食，甚至開始運動，每日都步行半小時！而她的體重也應聲而降，現在每次覆診都會興奮地報告我她的最新體重，而她的褲頭也愈來愈鬆，膝頭痛也減少了許多。

3.9

不少人以為柏金遜症屬「老人病」，但臨床上有10%患者的發病年齡約為40歲，甚至在更年輕時發病。如何協助這班相對年輕的病人，減低柏金遜症對他們日常生活所造成的影響，便成為醫學界一個重要的議題。

傳統藥副作用　五年後出現

大部分柏金遜個案是由於患者腦部缺乏神經傳導物質多巴胺引起，現時已有不同種類的藥物可協助提升腦內的多巴胺。由於它們有不同功效，醫生通常會因應病人的狀況及年紀而處方多於一種藥物以補不足。當中「左旋多巴」（Levodopa）為其中一種治療柏金遜症的傳統藥物，使用的歷史較長，臨床實證顯示，它能穩定柏金遜症病情，患病後期的病人均需服用以控制病情。

但由於病情會持續轉壞，故服藥約五年後便會出現藥效減退之情況，尤其服用傳統藥物左旋多巴數年後，患者會出現多種不同的運動併發症。

藥效大上大落　影響活動

首先，藥效在病發初期會很穩定，就算患者偶爾忘記服藥，都不會有什麼問題。但服藥數年後，藥效卻可以很浮動（Motor Fluctuation），出現藥散現象，即患者在服藥後數小時內，藥效逐漸消散，以致症狀浮現。如果情況嚴重，藥效更會在失效時迅速消失，使病者一時間難以正常活動；到服用下一劑時，藥效又會迅間恢復，病人又能活動自如。這種藥效大上大落的情況叫作「開關現象」（On-off），猶如電燈泡之一開一關：藥氣到為之「開」；藥氣散就為之「關」。通常這現象都在每餐服藥的尾聲時段（End of Dose）發生，但「藥散現象」之出現時間在少數病人身上卻無法預計（Unpredictable）。藥效波動除了影響活動之外，也會影響到情緒、睡眠、疼痛等症狀，當藥效一散，各方面都可能變差。

餐前服藥　減少藥物失效

另一種由左旋多巴引起的運動障礙叫「異動症」或不由自主活動，指患者不能控制自己的肢體而出現不由自主的舞蹈動作。這些動作姿態在每個病人身上也有出入，發作時間也有不同，有些人可能全日都有，有些人在服藥前或服藥後才有，尤其在剛服藥後，藥力吸收至頂峰時（Peak Dose），肢體會猛烈地搖晃。

何以會出現這些症狀？科學家相信是柏金遜症使腦部退化，製造天然多巴胺的細胞不斷流失，而多巴胺負責協調身體的活動，缺少了便會形成不同形式的運動障礙。另外，服藥攝取的多巴胺分量又會隨着服用時間而有所改變，因而產生藥效波動之現象。

要處理以上問題，可透過控制飲食改善，例如餐前服藥有助藥物吸收，減少藥物失效之情況。另外，由醫生調節藥物劑量、服用時間、更改處方也能紓緩症狀，情況嚴重時可能需要以手術處理。

另外有見及此，醫學界近年多使用各類較溫和、副作用較少的柏金遜症藥物，例如「多巴胺催動劑」（Dopamine Agonist）。多巴胺催動劑與多巴胺的化學結構相似，可代

替腦部分泌不足的多巴胺，紓緩柏金遜症病情，令患者回復靈活。此類藥物較少出現身體扭動及運動困難等副作用，亦有助病人推遲使用左旋多巴，順延他們在治療上出現副作用的時間。

柏金遜病發初期一般只會用一至兩種藥物，隨着病情惡化，便可能要同時使用多種藥物控制病徵，就此介紹各種藥物的特性：

1. 左旋多巴

這是最有效控制柏金遜症徵狀的藥物。左旋多巴被腦部神經細胞吸收，然後轉化為多巴胺。患者服用初期都會很滿意治療效果，可是過了數年，便會出現多種不同的運動障礙徵狀，所以有專家認為60歲以下患者宜選用其他藥物，以延遲此等副作用出現，其他常見副作用為反胃、站起時頭暈等。初期患者不妨在餐後服藥，以減少反胃反應，慢慢適應藥物初期的副作用。另外，左旋多巴與高蛋白質食物同時食用會阻慢藥物吸收，若患者在數年後出現藥效減退現象，便要盡量避免同服。

2. 多巴胺催動劑

包括溴隱亭（Bromocriptine）、普拉克索（Pramipexole）、

羅匹尼羅（Ropinirole）和羅替高汀（Rotigotine），它們的化學結構與多巴胺相似，所以同樣可以模擬多巴胺的作用。在改善柏金遜症徵狀方面，多巴胺催動劑的藥效不及左旋多巴，但較少出現運動障礙的問題，因此可用於治療早期柏金遜症，尤其是60歲以下患者。常見副作用包括疲倦、昏睡、反胃，部分人服用高劑量時會有腳腫、幻覺；少數人會出現衝動障礙（如病態賭博、購物、增加食慾或性慾）等。多巴胺催動劑有每日服用一次的配方，可減少每日服三次的麻煩，也有藥貼，適合吞嚥困難的患者。

3. 單胺氧化酶B型抑制劑（MAO-B Inhibitor）

包括希利治林（Selegiline）和雷莎吉蘭（Rasagiline）。這類藥物能減少腦內的多巴胺產生代謝變化或使之分解，常被用以替代左旋多巴，可單獨用作治療早期柏金遜症，也可混合其他類別的藥物以治療中後期的症狀。曾經有臨床研究指出，用低劑量雷莎吉蘭或可減慢病情惡化，保護神經細胞，延緩衰退過程，可是及後的研究用上先進掃描技術了解藥物在服用者腦部產生的影響，報告證實雷莎吉蘭未能發揮保護大腦或延緩病情之效果。研究結果雖然令很多病人失望，不過此研究有助推進以新式的腦神經影像方式作研發藥物之用。

4. COMT抑制劑（COMT Inhibitor）

能阻慢左旋多巴及多巴胺的分解，可增強和延長其效力，是以作為輔助左旋多巴之用，適用於出現了藥散現象和開關現象的中後期階段患者。這些現象都是由於柏金遜病情惡化，令患者愈來愈不能自我產生多巴胺，而需以藥物替代，可惜藥物一般都只是每日服三至四次，「藥氣」自然會因應服藥時間而大上大落，從而產生藥效之波動性。COMT抑制劑便能針對此問題，輔助左旋多巴，使其藥效更穩定地發揮出來。

5. 抗膽鹼藥物（Anticholinergic）

這類藥物，例如苯海索（Benzhexol），主要針對震顫，對動作遲緩療效不大，較適合年輕病人。副作用包括口乾、便秘、小便困難。年長病人不宜服用此藥，因為容易在他們身上引起精神錯亂、幻覺。

6. 金剛胺（Amantadine）

金剛胺藥效較溫和，可單獨使用，紓緩早期柏金遜徵狀，也可在病發後期控制左旋多巴所誘發的不自主動作。

節儉的謬誤

患有柏金遜症的黃伯,行動非常緩慢,面部表情僵硬,甫坐下便說自己病情差了,我順理成章提出加藥建議,黃伯想也不想便說:「不用了,遲點再算,再差才加吧!」我答:「你現在已經夠差了,不能再拖!」他緩緩地說:「現在吃這麼多,我怕將來沒有藥可吃啊!」

相信不少病人都有黃伯的想法,尤以長者為甚。他們以為藥物要「慳住用」,好像錢花光了,將來就無得用;另外有些人則擔心柏金遜藥好像抗生素般,吃得多會產生抗藥性,故不宜多吃,病情不太差就忍耐算了。

就是這些誤解讓很多病人抗拒加藥,延誤治療,累得自己受苦。他們必須明白柏金遜症會令患者腦部退化而減少分泌多巴胺,引致全身活動緩慢。服藥目的就是要補充腦部不足的多巴胺,當病情愈深,腦部的多巴胺便分泌得愈少,徵狀加深時便會妨礙日常生活、運動及工作,長此下去身心都會受到折磨。到現時為止,就只有靠增加藥量方可彌補不足,從而保持身體活動順暢。

總括來說,病人發病初期應該立即接受適量藥物治療,並要多做運動鍛煉體魄,心情自然開朗,只有這樣才會有持

久力走下去。

 參考資料
· Young-Onset Parkinson's.(n.d.). Retrieved May 11, 2015, from http://www.
parkinson.org/Parkinson-s-Disease/Young-Onset-Parkinsons

3.10

當柏金遜患者病情到了中期,行動會愈來愈不便而容易跌倒,別以為留在家中就最安全,其實最常發生跌倒的地方往往就是家中!因此,要避免患者跌倒,家人必須細心評估家中每個角落,提防家居陷阱。

1. 家中雜物太多,易令患者絆倒,多餘的便應移走,以免阻礙通道;

2. 如家居環境昏暗,患者容易因看不清楚而忽略一些潛在的家居危險,如門檻、雜物等,所以要確保照明充足;

3. 利用螢光防滑貼可突出門檻位置,提高患者的警覺性;

4. 放置小型照明燈於地上,可減少患者起床夜尿時跌倒的危險;

5. 摺椅及有滾輪的椅子等傢俬會令患者容易跌倒,所以要選用穩固的椅子;

6. 柏金遜患者起身和坐下時都會不太靈活，因此要選擇高度適中的椅子，避免使用矮椅；
7. 床邊宜放置固定的座椅；
8. 攀高蹲低都會令患者容易跌倒，常用的物件應放在櫃的中下層；
9. 牆壁、走廊通道安裝固定扶手。

浴室和廁所是高危地方，家人應當留意以下各點：

1. 廁所及浴室門口要有足夠寬度，能讓拐杖或助行架通過；
2. 可使用門簾，方便出入；
3. 保持地面乾爽，弄濕了就要立刻抹乾；
4. 在浴室地板上蓋上一大張防滑地毯；
5. 浴缸要放置防滑膠墊；
6. 在浴缸或淋浴區安裝置物架，使患者毋須彎曲膝蓋也可以輕易拿取沐浴用品；
7. 浴室內宜設有鈴鐘，方便患者求救；
8. 加高座廁或用馬桶增高器，可令患者較易起坐；
9. 在浴缸設置安全扶手，方便出入；
10. 使用可以專門放置浴缸內的洗澡椅或淋浴凳，配合手持花灑，患者便能安坐着淋浴；
11. 在座廁旁設置安全扶手；
12. 為方便患者在夜間如廁，可選購便椅擺放床邊，

以减低失禁或跌倒的意外。

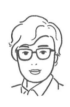

第四章
從頭動到腳
簡易拉筋學起來

「盧醫生，我確診柏金遜症後，手腳變得比從前較不靈活，除了藥物治療外，我可以做些什麼運動改善病情嗎？」

這是柏金遜症患者常問到的問題，答案是拉筋運動！

針對柏金遜症所引發如不良姿勢、步履不穩和喪失平衡力等問題，患者做運動時應該設定不同的目標，並以「柔韌度訓練」為首要目標。不論患者是在哪一個病情階段也好，多花時間做要求簡單的拉筋運動，都會對身體大有益處。

4.1

柏金遜症患者常問到除了藥物治療外，應該怎樣做運動才能改善病情？在介紹之前，先讓大家明白柏金遜症如何影響身體。

這個退化病會使患者大腦逐步失去控制身體活動的機能，四肢肌肉會愈來愈僵硬，動作變得緩慢，繼而失去活力。這些負面影響如果未有好好處理，就會衍生更多問題，例如引起不良的站姿和坐姿、喪失平衡力、運動欠缺持久力、關節失去柔韌性等。久而久之，患者便容易跌倒受傷，而欠缺運動本身又容易造成骨質疏鬆，所以一旦跌倒便容易骨折。運動不足又會引致心肺功能衰弱，繼而影響血液循環。

針對上述柏金遜症所引發的問題，患者做運動時應該設定四大目標：

1. 柔韌度訓練
2. 肌肉力度訓練
3. 姿勢和平衡力訓練
4. 心肺功能訓練

腦退化症患者究竟應該適合做那種運動，實在不能一概而論，因為每人有每人的運動愛好，不同年齡和不同病情的患者也有不同限制。但無論做什麼運動也好，患者都要以上述目標為原則去選擇適合自己的運動，並衡量自己是否做得足夠。另外，柔韌度訓練是四項目標中最重要的一環，不論患者是在哪一個病情階段也好，都必須多花時間去做，而本書推介的是拉筋運動，往後章節會詳細講解。

傳統運動提升反應力

運動種類繁多，不同項目可為患者帶來不同裨益：一些需要動作變化的運動例如跳舞、太極等，可針對柏金遜症患者欠決靈活性的弱點，只要多做便能提升反應力、平衡力和靈活度；跑步、踏單車、游泳等帶氧運動，動作比較重複和單調，只要多做便能鍛煉肌肉，提升心肺功能，增強體力和抵抗力。至於應該選哪種運動來做，其實並不要緊，因為只要是自己喜歡的，便會持之以恒，一直做下去。

不過受制於場地、天氣和同伴是否有空等因素，上述運動並非隨時隨地都能做到，若再加上疫情所限，戶外運動就更難做到。所以接續推介的運動，患者在家中已經可以進行練習，而且動作要求簡單，運動量不大，就算年長病人或病情較嚴重的患者也能應付。

4.2

柏金遜症會使患者肢體僵硬、動作遲緩，久而久之，患者
的關節便會因為太少活動而逐漸鎖緊，情況跟機器長期不
運作而生銹一樣。當關節愈鎖緊，患者也自然愈不想活動
該關節，再加上柏金遜症本身的緩慢和僵硬病徵，便會造
成惡性循環而形成身體不斷退化下去的「完美風暴」。

這種關節急速老化的狀況，最影響患者的頸部、腰部、肩
膊和髖關節。他們在發病初期對病情沒有認識，不但不知
道自己患病，就算知道，也不會留意上述關節的老化問
題，結果這些關節漸變得沒那麼靈活。很多被我確診的患
者舉高雙手時，都不能把一雙手臂完全舉高和伸直，更不
能把手臂貼在耳朵旁邊。他們也會因為髖關節老化，翹起
二郎腿時不能把小腿完全橫放在另一邊腳的膝蓋上。

其實有不少柏金遜症患者的第一個病徵是肩膊痛，他們都
看過不少醫生，包括骨科醫生、中醫、物理治療和針灸師

等，他們大多被診斷為「五十肩」，而治療效果又不理想，他們自己當初都不知道其實這個病徵是柏金遜症的併發症。

如之前的章節所述，典型柏金遜症都由患者其中一邊身體先發病（至於左右哪邊先發病，則因人而異），發病在先的那邊肩膊的活動便會因而減少，例如在日常步行時，一邊手便不會如另一邊一樣自然地前後擺動，久而久之就會因為前述的原理而急速老化，甚至發炎而形成所謂的五十肩。

要預防或治療這個問題，辦法很簡單，讓關節和肢體多活動便行！除了要靠藥物恢復身體的動力外，患者只要多做運動就能逆轉身體老化的問題，而拉筋運動是所有運動中的入門項目。無論任何天氣、任何時候，患者都能夠在家中練習，而且這種運動毋須特別器材，也毋須像其他運動般要考慮隊友的時間，可以獨自鍛煉，就算因為疫情而需要在酒店等地方隔離，也無阻患者每天自行練習！

早上拉筋最理想

患者最好能夠每天都做一次拉筋運動，如果是年輕患者，因為上班而不能每日做的話，最少也要每星期做一次。如果時間許可，早上做效果最理想，因為早上醒來時「藥

「氣」不夠，身體特別僵硬，做完拉筋運動便能讓身體回復柔韌，以應付全日所需。此外，患者最好是吃完藥，待藥物發揮到最佳功效時才做拉筋運動。若正在服用左旋多巴類藥物的患者出現開關現象的話，便要在藥氣到（即所謂「開」）的時候做拉筋運動。

至於每次應該練習多久，則沒有一定標準，視乎總共做多少項目而定，如果只是想馬虎地做最基本的幾個動作，都要用上五至十分鐘；若認真地鍛煉全身關節和肌肉的話，隨時要用上一至兩小時。香港人生活忙碌，很少人能夠如此奢侈地做拉筋運動，不過患者若是退休長者，不妨由簡單動作做起，慢慢增加不同項目，涵蓋身體各部位。最理想是養成習慣，每朝都做。

保持身體靈活度

拉筋運動是所有運動中的基礎，平時只要做得好，做其他運動時就能更靈活。每次運動前大家也知道應該做熱身運動，其中的伸展動作，其實就是拉筋運動了。

柏金遜症患者在每個階段也要做拉筋運動，而且愈早愈好，愈早練好體魄，便愈能減少身體退化；年紀愈大，

腦筋愈不靈活，愈難學習新動作，所以，應該趁自己在病發初期時腦筋仍然清醒，能夠學習不同拉筋動作，甚至去挑戰難度高的動作，假以時日，就算年紀大了，病情嚴重了，也因為熟能生巧的關係而能夠繼續做拉筋運動以保持身體的靈活度。

動作要慢以感受拉扯

由於柏金遜症患者的肌肉、筋腱和關節都很僵硬，為免拉筋運動做成損傷，做動作時切忌心急，本書所指的拉筋運動，只講求動作緩慢，只要做對某一動作或姿式，保持該姿勢和緩緩發力拉筋，受力部位感到有拉扯的張力就已足夠，這種伸展方式故被稱為靜態伸展。這種方法，有別於重複來回而兼有動感的動態伸展，靜態伸展非常溫和，不講求速度，絕對適合柏金遜症患者操練。

地點方面，最理想的是放有瑜伽蓆的地面，其次就是床上。如果做上半身，坐在椅上也不妨。

一想起拉筋運動，一般人都會想像自己必須穿上全套瑜伽服飾，在健身室的器械特製座椅上練習，還要做出各適其適的高難度瑜伽動作。這裏介紹的拉筋運動十分簡單，患

者只需在家中的椅子、床上或地板上已能完成所有動作。當中很多動作只需坐在椅上進行，就算是中期或後期柏金遜症患者也可以輕鬆做到。動作做得熟練，更可以坐在沙發上一邊看電視，一邊做動作，爭取做練習的機會。

4.3

柏金遜症影響患者全隻手的動作，並會由一邊起先，再伸延至另一邊，至於是左邊先，還是右邊先就因人而異。當病情下滑了，兩邊都會差起來，但先發病的一邊還是會比另一邊差一些，故此，患者要注意自己哪邊比較差，做拉筋運動時就要在那邊加倍練習。

手腕和前臂伸展

柏金遜症患者手掌和手指時常會保持收縮着的狀態，形態猶如做出一個「鶴嘴」般的武術招式。此外，手腕和手肘也會時常做出微屈着的姿勢。長期保持着這些姿勢，筋腱和關節也會硬化，弄致雙手無法處理日常生活中的事務，例如寫字、用筷子、扣鈕等。為了避免以上情況發生，便要多做以下介紹的運動：

不怕「老」退化

雙手伸直，右手手臂向前伸直到肩膀高度，把手掌張開，手指尖向上。左手壓着朝上的手指用力向身體方向拉，保持10秒，過程必須注意右手手肘要保持伸直，如果做對的話，右手前臂向地下一方的肌肉會感到拉扯的感覺。

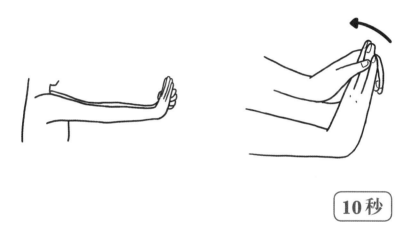

10秒

用相類似方法，改動姿勢，會得到相同效果，不過拉扯的部位會稍微不同：雙手伸直，把右手手臂向前伸直到肩膀高度，把手掌張開，手指尖向下。左手壓着朝下的手指用力向身體方向拉，保持10秒，過程必須注意右手手肘要保持伸直，如果做對的話，右手前臂向上的肌肉會感到拉扯的感覺。

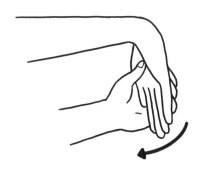

10秒

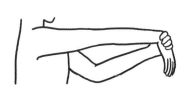

之後左右調換，重複以上動作：

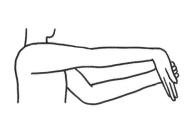

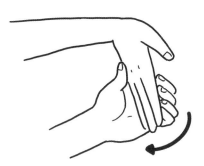

手指伸展

由右手食指開始，至尾指為止，用左手把每一隻手指逐隻抓住，如圖所示般屈曲，製造伸展效果。

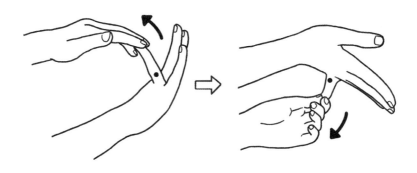

想仔細一些做的話，更可以在每隻手指的關節進行屈曲，方法是每次只屈曲一個關節以進行針對性的關節柔韌度訓練。之後左右調換，重複以上動作。

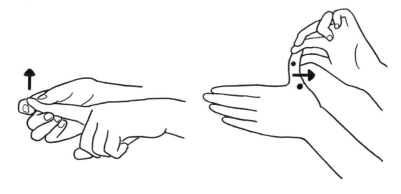

4.4

柏金遜症會影響整條脊椎連帶着的肌肉，所以患者的頸項
和腰部都會因為肌肉僵硬而缺乏活力，形成頭向前傾和寒
背現象，甚至引發出頭痛和牙關痛，如果不及早處理，頸
椎和腰椎關節就會硬化，繼而使腰和頸更欠活力，情況會
不斷惡化。上半身過度傾前，患者便會因為身體重心推前
了而要不斷以碎步追前以確保平衡，這種倉猝步行的方式
不利於自然地前後闊步而行，長此下去，當然會令髖關節
急劇退化而導致靈活性大減。

除了前後活動不靈，左右擺動不便也不容忽視，患者因為
脖子不能左右擺動，想轉彎步行時，脖子就像機械人不能
自然轉動。就算坐在椅子上，向左右探索環境也會不便。
病情愈來愈嚴重時，與外界的互動便愈來愈困難，生活變
得乏味。

此外，頸項前傾時也會阻礙發音和吞嚥的肌肉活動，形成

說話細聲、發音不清和吞嚥困難的病徵。正所謂「牽一髮，動全身」，就算只是頸部一個前傾問題也會引發身體各處的連鎖反應，所以千萬不要小看這個問題。以下介紹各種頸部的伸展運動：

頸兩側肌肉伸展

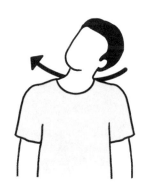 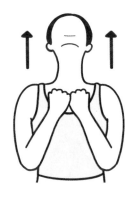

重點：頸盡量後仰，下巴盡量向上拉，記緊嘴巴合上。

頸兩側伸展練習

慢慢把頭傾向一側，盡可能伸展到極限，保持這個姿勢10秒。想增強效果，把手掌貼在另一側的耳朵上，慢慢用手加力按壓，並感受頸側肌肉的繃緊感覺，用手緩緩地加力，直至自己感受到適中的繃緊感覺，保持10秒，然後左右調換，重複以上動作。

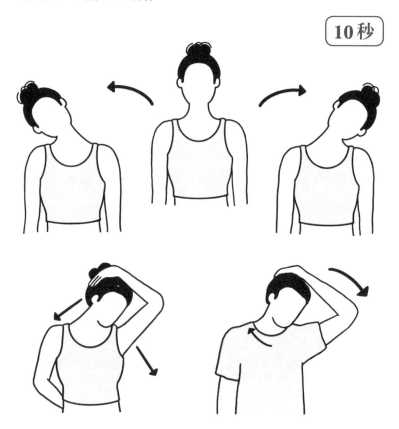

10秒

頸背肌伸展練習

輕輕向前彎曲頭部，並將下巴靠近胸部。用雙手放在頭顱
後方，緩緩用力按壓，感受頸後和上肩肌肉的繃緊感覺。

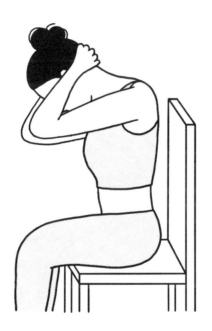

頸背肌進階伸展練習

輕輕向前彎曲頭部，面向左方，並將下巴靠近胸部。用手放在頭顱後方，緩緩用力按壓，感受頸後和右上肩肌肉的繃緊感覺，保持10秒，之後左右調換，重複以上動作。要注意的是，保持膊頭和腰在固定位置，以確保頸部能達到應有的伸展效果。

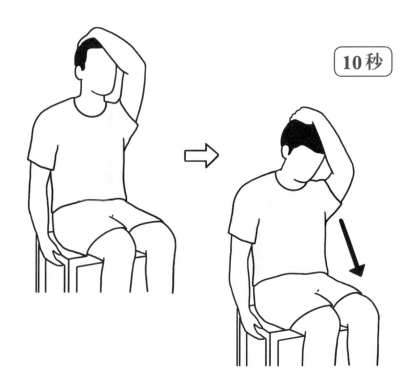

10秒

不怕「老」退化

頸前側肌肉伸展練習

耳靠向一邊，面向上望，把手指放在對側額頭上緩緩向下用力按壓，感受頸部前側肌肉的繃緊感覺，保持10秒，之後左右調換，重複以上動作。要注意的是，保持膊頭和腰在固定位置，以確保頸部能達到應有的伸展效果。

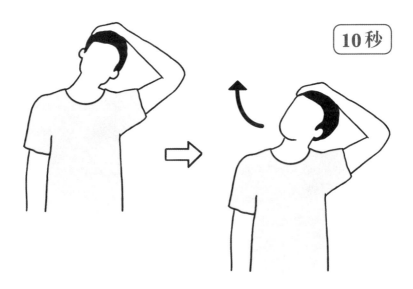

10秒

肩膊和三角肌訓練

把一隻手臂彎曲伸到頭後面，另一隻手握住彎曲手臂的手
肘，緩緩拉扯，並感受三頭肌的繃緊感覺。

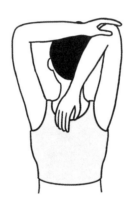

想更進取的話，可以壓着手臂向下拉，拉扯的效果就會更
猛。如果肩膊太緊，可以用毛巾輔助。

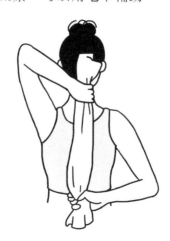

彎曲一隻手臂，舉到胸部上方，與肩同高。再伸出另一隻手貼在彎曲手臂的手肘上用力，維持這個姿勢30秒，感受三角肌的繃緊感覺。

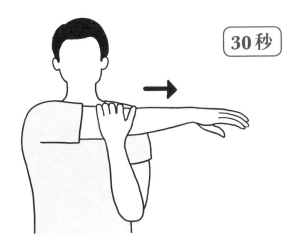

30秒

4.5

在身體眾多部位中，柏金遜症患者最需要鍛煉的一定是雙
腿，因為病情一久，雙腿會變得愈來愈僵硬，關節愈來愈
欠缺柔韌度，平衡力會大減，肌肉愈來愈萎縮，走路更缺
乏耐力。這些現象又會令患者更不想走動，而不走動的
話，就只會加速上述問題而形成惡性循環，患者唯有倚靠
拐杖或輪椅代步。雙腿欠缺力量和平衡力就容易跌倒，弄
成骨折、頭顱創傷等意外。所以，柏金遜症患者一定要多
放精力於雙腿的訓練。

不要以為凡是腳部運動都要站起來做，其實坐在椅上也能
做很多伸展運動，就算年長或中後期的柏金遜症患者都可
以輕鬆做到。

不怕「老」退化

訓練大腿後方肌肉

很多人都忽視大腿後方肌肉的伸展運動，以下介紹一個動作。首先，坐在椅上，把右腳翹起，橫放在左腳膝蓋上，右腿盡量放平。不過很多柏金遜患者都做不到，只能勉強把右腳放在左腿膝蓋上，不要緊，能夠做到已經很好了。如果還是做不到的話，可以把左腳稍為伸直，右腳便容易放上去。

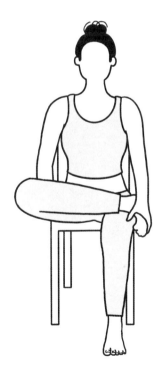

準備好後便向前彎腰，盡量把上身傾前，如果做得對，右邊大腿的後方及外側部位便會有種強烈拉扯的感覺。保持這個姿勢10秒至20秒，左右掉轉做一次。

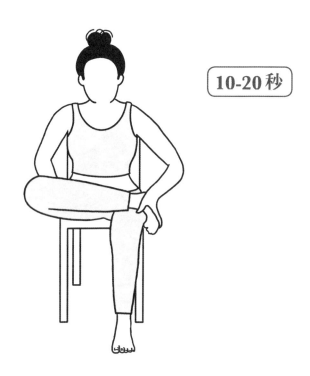

10-20秒

不怕「老」退化

另一個方法，就是找另一張椅子放在前面，再把其中一隻腳伸直放上去。

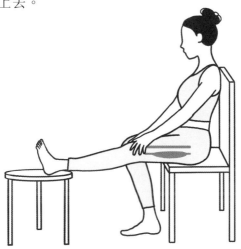

然後向前彎腰，動作的重點是要伸直膝蓋，感受膝蓋和大腿後方的拉扯感覺。

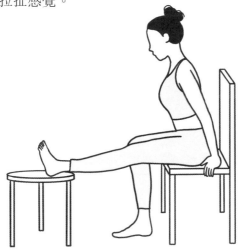

屈曲扭動腳踝增柔韌

坐在椅上，把一隻腳放在另一隻腳的膝蓋上。用手握着腳
掌前方並屈曲腳踝，感受腳踝外側的拉扯感覺。掌握了這
個動作之後，便可以用其他角度嘗試，以達成增加關節柔
韌度的效果。

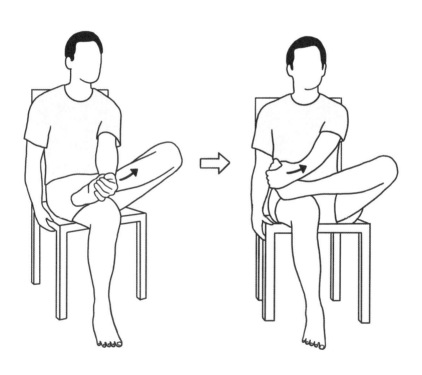

腳趾的柔韌度訓練

同上所述一樣擺放雙腿，不過今次用手抓着腳趾，先向上
屈曲10秒，感受腳板底的拉扯感覺。完成後，向下屈曲10
秒，感受腳面的拉扯感覺。

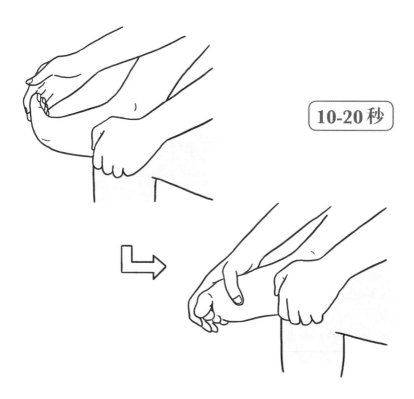

10-20秒

4.6

坐在椅子上的訓練

坐在椅子上，背部和椅背要有一定距離。垂直上半身，雙手放在膝蓋上，盡量挺起胸腔，彎背、垂低頭和縮起膊頭，保持10秒，之後還原挺胸動作10秒，反覆做多5次。

1. 坐正+挺胸　　 2. 曲背+低頭+縮膊頭

10秒

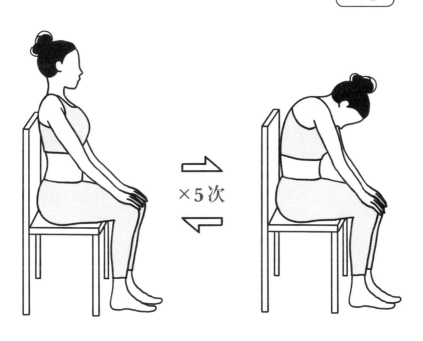

×5次

149

垂直上半身，挺胸而坐，頭向前望，手放在膝蓋上；跟着彎低身，垂頭，把手放在腳掌上，保持5秒。之後把手放椅背底，頭向上望，並盡量挺胸，保持5秒。之後還原挺胸動作和彎身動作，反覆做5次。

1. 坐正+挺胸

5秒

2. 彎低+低頭+
手放腳掌

5秒

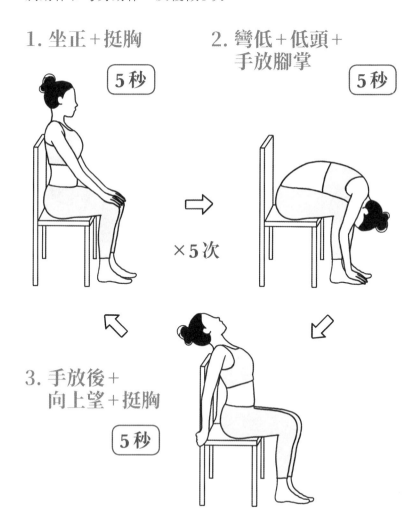

×5次

3. 手放後+
向上望+挺胸

5秒

把右手放在椅背頂上，左手放到椅子前右角。上半身轉向
右邊，頭盡量面向右扭，保持這個姿勢10秒。這樣做可以
伸展左邊肩胛骨一帶的肌肉，也可以鍛煉頸部和腰部的柔
韌度。完成後左右掉轉再做一次。

1. 坐正　　　　　　2. 上半身＋頭後轉

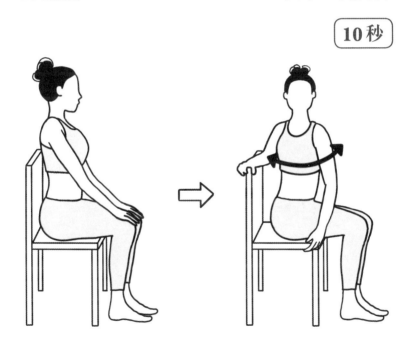

如圖所示，把右腳伸直，左腳屈膝，左手放到膝蓋上：伸直右手向上，左手伸直向下，頭向右邊轉並向上望。這樣做可以拉鬆腰部和腋下一帶的肌肉。

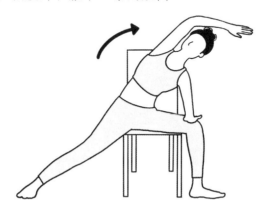

彎腰直至把左手手掌放在地上，面向右邊，舉高右手，手肘伸直，直至手指向天，保持10秒，感受腰部的拉扯感覺。完成後左右掉轉再做一次。

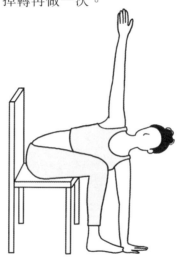

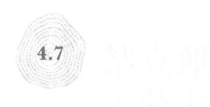

4.7

二頭肌、胸肌和肩膊訓練

柏金遜患者因為容易寒背，又時常屈曲着手肘，胸肌和二頭肌（俗稱老鼠仔）都會因為缺乏活動而收縮。為免這個情況出現，便要多做拉扯胸肌和二頭肌的運動。

另外，柏金遜患者的膊頭因為老化了，手臂往往不能完全向上伸直而貼住耳朵或頭部兩側。想改善這個問題，可以利用家中的牆壁、門框或衣櫃等借力，做簡單練習，鍛煉胸肌和二頭肌，以及增加肩膊的活動幅度。

下一頁將介紹幾個簡單運動，在家隨時可以練習，只要多做，定能改善上肢力量。

最簡單的方法是把手肘舉起，橫放在門框邊，身體向前傾，胸肌和二頭肌就會被拉扯。

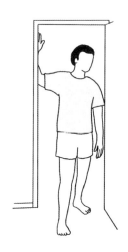

把手板放在牆上，伸直手肘也可以做到同樣效果。此動作能特別加強膊頭關節向上的活動幅度，值得多做。做完一邊再做另一邊，只要多做這個練習，肩膊的靈活度便會大增，肩膊痛也會減少。

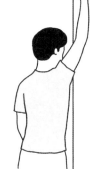

雙手放在門框上，或放在牆上，身體向前傾，感受肩膊關
節的壓迫感，慢慢加力至自己的極限，保持這個姿勢10
秒。

10秒

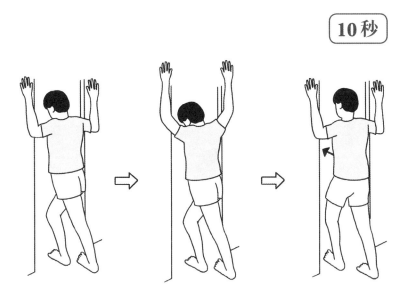

扯小腿肌肉練習

手按着牆，前腿屈曲，後腿伸直膝頭，腳踭貼地。準備好後，前腿繼續屈曲和上半身向前傾，保持後腿膝頭伸直和腳踭貼地，做對的話，小腿肌肉便會有拉扯感覺，保持10至20秒，跟着換另一邊腳做。

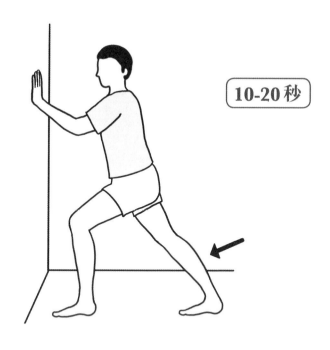

10-20秒

4.8

坐在床上或地上的訓練

像僧人般屈膝而坐在床或地上，雙腳腳掌相貼，放兩手在
每邊的膝蓋上，盡量把膝蓋貼近地下，如果做得對的話，
兩邊大腿內側的肌肉便會有強烈拉扯的感覺，保持這個姿
勢10秒至20秒。

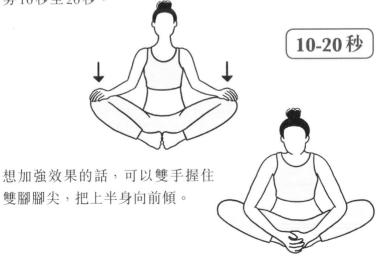

10-20秒

想加強效果的話，可以雙手握住
雙腳腳尖，把上半身向前傾。

躺在床上或地上的訓練

平躺着身體，伸直雙腳，把左腳曲起，將右邊小腿放在左邊大腿上，再用雙手放在左邊大腿下面，抱起左腳，連帶着右腳一起屈起，此時左邊臀部肌肉應該有強烈拉扯的感覺，保持這個姿勢10秒至20秒。

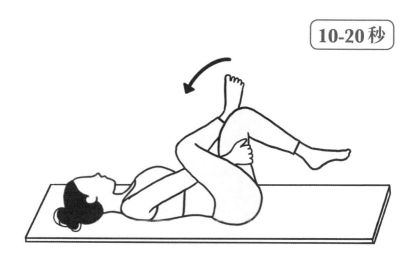

10-20秒

完成後左右腳交替重複上述動作。

大腿前方四頭肌的訓練

打側躺在床上，屈曲朝上那邊的膝蓋，用手抓着足踝，發力拉向臀部，拉扯大腿前方四頭肌，保持姿勢10秒至20秒，完成後左右腳交替重複上述動作。

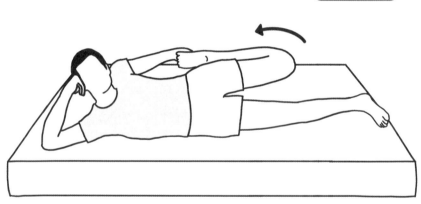

4.9

前面的章節詳細講述了如何做拉筋運動改善身體柔韌度，接下來便要探討另一重要項目：強化肌肉訓練。

全身關節和筋骨無論練得多靈巧，也需要有強壯的肌肉才夠力氣應付身體每日各種活動所需。柏金遜症令患者缺乏活力而導致各處肌肉流失，引致多種問題，例如背肌不夠力形成寒背，雙腿不夠力，上落樓梯便會有困難而容易跌倒等等。

如果患者第一次看醫生時已經出現上述問題，就算服過藥和做了很多拉筋運動，若沒有做肌肉鍛煉，體力也未能恢復，四肢依然軟弱。對於上年紀的患者，雙腳無力就會容易跌倒，為了避免跌倒，他們寧可每日留在家中，足不出戶，結果只會因為運動太少令雙腳更無力，身體各方面都會因而急速衰退。我見過不少年長病人即使吃藥劑量充足，卻見他們站起來也有困難，需要督促他們做很多強化

　不怕「老」退化

雙腿的肌肉訓練才能得到改善。

總之，做足夠柔韌度訓練後，就要開始肌肉鍛煉。病情初
期或年輕患者可以選擇自己喜歡的運動去鍛煉，例如各種
球類運動、水上活動、單車等等，以下介紹的運動，主要
針對中後期病情或年長病人，因為這些運動可以在家中輕
鬆完成，只要能持續練習，便可改善姿勢和平衡力，減少
跌倒機會，令走路更安全，有能力做更多日常活動。

強化肌肉練習

1. 站着或坐着，兩
   手伸直，用力互
   壓雙拳。

2. 坐着緩緩伸直膝
   關節以抬高一邊
   小腿。

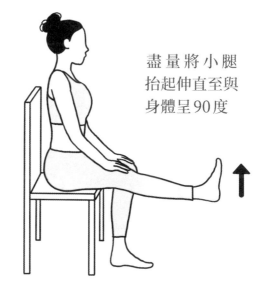

盡量將小腿
抬起伸直至與
身體呈90度

3. 用手握住一罐罐頭，遞高至肩膀位置，慢慢向上推高，
   並伸直手臂，慢慢放低，做完一邊做另一邊。

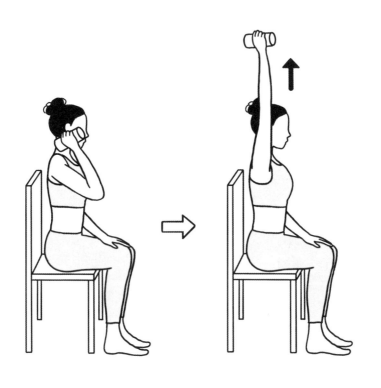

屈曲手臂將罐頭　　　向上舉高手臂
或水樽舉至耳側　　　並保持直挺

接着手握罐頭，垂低，伸直手臂，向側提高手至肩膀水平，另一邊手重複再做。

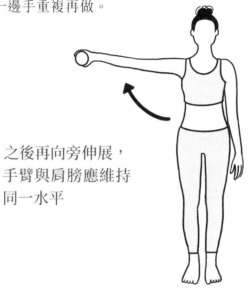

之後再向旁伸展，
手臂與肩膀應維持
同一水平

4. 站在椅子後，手扶椅背，以雙腳腳尖做重心，提高雙腳腳踝，保持數秒後放回原位。

數秒

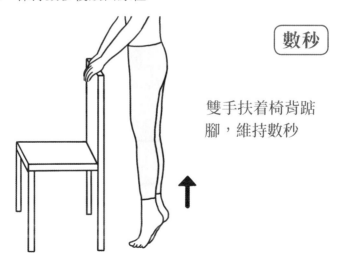

雙手扶着椅背踮
腳，維持數秒

5. 站着時雙腳腳踝貼地，提高一邊腳尖和腳掌，放回原位後在另一邊重複。

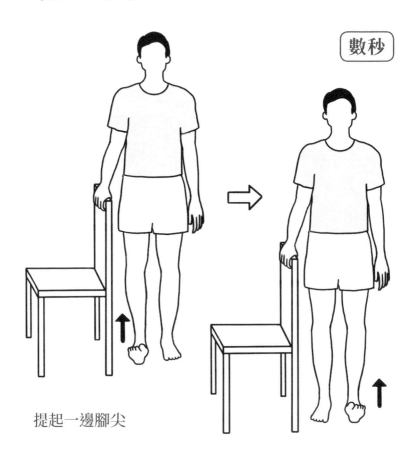

數秒

提起一邊腳尖

完成後再提起另一邊腳
的腳尖，左右腳輪流做

6. 扶椅背站立，挺直上半身 ，屈曲雙膝，將身體重心移低，再伸直雙腳，重複多次。

雙手扶着椅背
低蹲再站直，
重複做多次

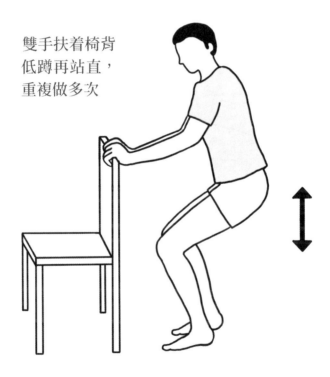

7. 步操，擺動手臂，提膝大踏步。

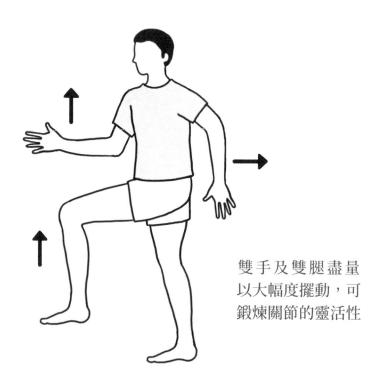

雙手及雙腿盡量
以大幅度擺動，可
鍛煉關節的靈活性

8. 最後是面部肌肉運動，提高眼眉，緊閉雙眼，吹氣起面
頰，咧嘴而笑，讓面部表情不再僵硬。

4.10

很多病人都不為意柏金遜症容易形成寒背、上身前傾、下巴突出、膝蓋微曲的姿勢,情況嚴重時,甚至會間接影響吞嚥、發聲、呼吸和走路,所以別看輕不良姿勢的影響力。

要避免上述問題出現,患者可以從每天檢查自己站姿開始:背靠牆立,兩邊肩胛骨和臀部貼牆,再把後枕靠牆,記住此刻從頭到腳都挺直的感覺,就算平常站立和走路時也要時刻提醒自己以養成習慣。此外,不妨在廚房或浴室旁找一道牆,每次經過都測試一下,效果會更佳。

褶下巴練習

改善頭頸前傾的最佳練習之一是下巴收緊運動。按下圖指示,將下巴和頭部筆直向後拉,保持這個姿勢大約兩三秒

鐘，然後稍微放開。保持兩、三秒鐘，然後放開，重複25次，每天重複做兩回。

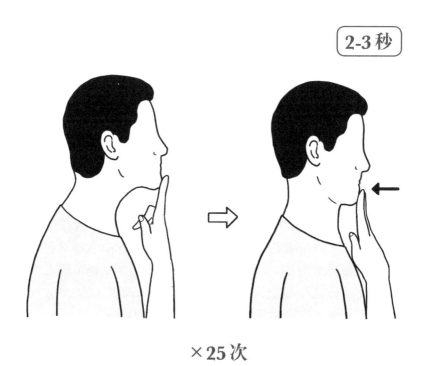

×**25次**

　不怕「老」退化

每朝醒來時，不用立即起身，試試繼續躺臥，眼向上望，將頭和後枕向後壓在枕頭上，用力維持5分鐘以鍛煉頸後肌肉。

接着反過身來，胸部伏在床上，雙手放鬆，伸直放在腰旁。提起雙肩數秒，鍛煉肩背肌肉。

5分鐘

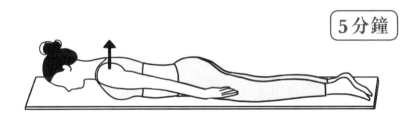

朝早俯伏在床上，兩臂垂直放在身側，雙肩向上提

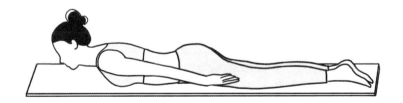

不能只用頸椎力量抬起頭，應集中使用肩背肌肉

另外，可以坐在椅子上，雙臂垂下，彎腰向前，頭向地朝，胸貼大腿。準備好上述姿勢後，慢慢抬高上半身，伸直腰後再抬起頭，以鍛煉腰背的肌肉。

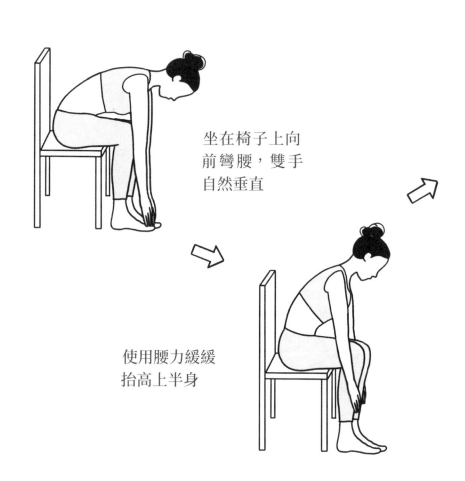

坐在椅子上向前彎腰，雙手自然垂直

使用腰力緩緩抬高上半身

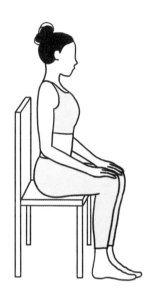

直至腰背和頸
完全挺直

不要看輕這些練習，我有病人做過一個月練習後，腰和頸伸直了，看來精神得多。他也知道這些練習並不難做，能夠堅持每日做才是最大的挑戰。我建議他把一張印有練習的圖片貼於床頭，提醒自己早晚做運動。除了矯正了站姿，他的步姿也得到改善，重心亦糾正了，行路時上半身不再傾前，腳掌再沒有拖地而行，減少了擦地的聲響，終於再沒有遭受旁人白眼了。

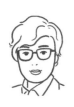

第五章
分辨和認識
腦退化症

腦科疾病予人印象艱深難懂,以「老人癡呆症」
為例,一般是指「阿爾茨海默症」,新中文譯
名為「認知障礙症」,但在日常診症上,醫生
可能仍會稱之為腦退化症或癡呆症,以方便溝
通。

腦退化症患者除了認知和記憶上出現衰退外,
身體機能也會逐漸走下坡,預防跌倒變得更加
重要。當病情到了中後期,患者可能會思想混
亂,如情況變得嚴重,便要考慮使用包括精神
科藥物的治療方案。

5.1

腦科疾病給人印象都很複雜，就以腦部退化病為例，很多人都搞不清當中的不同症狀，不知道柏金遜症和老人癡呆症之間的分別，更不明白什麼認知障礙症或阿爾茨海默症，所以有必要在此解釋一下這些疾病名稱和概念。

柏金遜≠老人癡呆症

首先，柏金遜症也是一種慢性腦部衰退疾病，主要引起身體活動不協調，如手震、動作遲緩，但患者的思想、記憶力卻大致正常。老人癡呆症（Dementia）則會引起記憶力和其他思維能力減退，跟柏金遜症完全不同。不過，兩者在晚期時都會嚴重影響到智力和活動能力，那又另作別論。

癡呆症的名字帶有歧視，所以有團體在2010年提出以「腦

退化症」這名稱取代之。這名詞簡單易明，令人一聽而知其意，美中不足的是Dementia本身並非單一疾病，而是一個泛指記憶力和其他認知能力受損之綜合症，並可由不同腦疾所致，例如中風、缺乏維他命等，而腦退化只是其中之一，所以，腦退化症這個名稱不能完全取代老人癡呆症。

到了2013年，國際醫學界使用的《精神疾病診斷與手冊第五版》（*The Diagnostic and Statistical Manual of Mental Disorders, DSM-5*）把Dementia改名為「認知障礙症」（Major Neurocognitive Disorder），因為Dementia這個字在英語世界裏也同樣帶有歧視性，所以用上一個較中性的名詞取締，可鼓勵更多病人求醫。香港醫學界有見及此，也將老人癡呆症這舊名稱以中文譯名認知障礙症取而代之。

腦退化症多由阿爾茨海默症引起

根據*DSM-5*的指引，認知障礙症是一個涵蓋多個影響認知功能的綜合症，使用這名字作診斷時，必須註明該個案之病因才算完整。例如會使人愈來愈無記性的「老人癡呆症」，一般是指阿爾茨海默症（Alzheimer's Dementia），因為這是腦退化疾病中最常見的一種類型。新指引建議將之稱為認知障礙症，再註明由阿爾茨海默症所引起。再舉一

個例子，如果認知障礙症是由缺少維他命B12所引起，也要明確註明出來，意思才算完整。

學術文章實有需要如此嚴謹地選用醫學詞彙溝通，但應用在日常診症上，我們需要用簡單直接的字眼跟病人和家屬溝通，尤其要照顧到低教育水平人士的理解能力，所以在講解阿爾茨海默症時，醫生可能仍會用上腦退化症或癡呆症跟家人溝通。

此外，坊間流傳很多醫療文章都把腦退化症、認知障礙症、老人癡呆症、阿爾茨海默症等不同概念之詞彙混為一談，心水清之讀者看過本文後應該可以分辨四者之間的不同。

腦退化症患者女性居多

事實上，很多人都會關心自己將來會否患上腦退化症（阿爾茨海默症），如果近親已經是患者就更擔心。究竟有什麼因素會引發這個退化疾病呢？

首先，年齡是最重要之因素，年紀愈大，患病機會愈高，在香港，每十名70歲以上長者，便有一名患病；至80歲以

上，每三名便有一名患病。性別方面，女性的風險比男性高，原因不明。

在遺傳因素方面，科學家已發現多個與阿爾茨海默症有關的基因會直接致病，例如前類澱粉蛋白質（Amyloid precursor protein）、早老蛋白-1（Presenilin-1），早老蛋白-2（Presenilin-2），有此基因的家族成員會一代傳一代，而發病年齡會低於60，有些患者更會早於30至40歲出現病徵。然而，只有少數家族遺傳了這致病基因。如果你不幸有多於兩名直系親屬在60歲前得到此病，應找遺傳學家詳細討論應否做進一步檢查。

另外，也有些基因只會增加年老時罹患此病的風險，卻非必然會發病，APOE-ε4就是其中之一，就算真的遺傳了這類基因，仍然有很多其他因素會影響發病的可能，即使近親（如父母、兄弟姐妹）年老時患有腦退化症，也不代表你會必然患上此病。

頭部曾受創增患病風險

後天或環境因素方面，和血管硬化有關的疾病都會增加患上「阿爾茨海默症」的風險，例如血壓高、糖尿病、膽固

醇過高、肥胖。這些可引起血管硬化的疾病也可引起中風，同樣也會造成認知障礙（血管型失智症）。頭部創傷也是原因之一，尤其因重創而不省人事達30分鐘以上就更高危。長期喝酒過多可以引起「酒精性癡呆」（Alcohol Dementia）。另一方面，多運動、多用腦、多社交，則可降低罹患腦退化症之風險。

🔖 參考資料

· *Diagnostic and statistical manual of mental disorders: DSM-5. (5th ed.).* (2013). Washington, D.C.: American Psychiatric Association.

· *Factsheet: Genetics of dementia.* (2012, July 1). Retrieved April 1, 2015, from http://www.alzheimers.org.uk/site/scripts/download_info.php?fileID=1759

· *Am I at risk of developing dementia?* (2015, February 1). Retrieved April 1, 2015, from http://www.alzheimers.org.uk/site/scripts/documents_info.php?documentID=102

5.2

阿爾茨海默症是最常見的腦退化症，患者的大腦會逐步萎縮，而導致記憶、思想、語言等多方面的能力慢慢衰退，常常導致患者的思想和行徑異於常人，因而令身邊人無法理解。

早中晚三期病情徵狀互相重疊

其實大部分患者的家人都從未接觸過這類病人，遑論認識他們的病徵，就算患者明顯出現了行為問題而引發糾紛，甚至家無寧日，家人仍會懵然不知而終日怪責病者。所以要未雨綢繆，及早認識每個階段的病徵，準備好應對的方法，便可更冷靜地面對患者的病情轉變，為雙方作出最妥善的安排。

阿爾茨海默症的病情演化可分為三個階段，即早期、中期和晚期，一般病人都會跟隨這個進程而退化下去，不過每個病人的情況也會隨着本身身體的健康狀況及心理質素而有所出入，例如病徵出現之先後次序也會不同；另外，每個階段之間的病徵可以互相重疊，所以有些明明是早期患者，卻會出現一些中期病徵也不為奇，家人毋須為此而擔心患者衰退得如此快。

欠判斷力及主動性也屬患病先兆

患者早期的能力和行為只有些微轉變，而一般人都會以為只是年老的自然改變，又或是近期面對壓力的反應而已，只有在家人回望過去時，才會醒覺到這些轉變原來就是病發的序幕。

早期病徵包括：記憶力減退、忘記剛剛發生的事情和說話、重複發問、思想間歇性混亂、判斷力下降、欠缺主動性、對什麼事也提不起興趣、欠缺冒險精神，不想嘗試新事物。面對較複雜的工作，例如處理銀行財務等開始出現困難。

家人應該多認識這些病徵，多觀察患者的狀況和行為，了

解其需要，選用一些小工具，例如大日曆、計時器、藥丸盒等，以幫助其加深記憶，減少生活不便，減低患者挫敗感。在這個階段，家人應盡力讓患者獨立自主。別以為他們患病便等於喪失一切自我照顧能力，又或見患者做不了某些事情，便急於找家庭傭工取代她所有家務工作，因為患者的自尊心也必須受到照顧。

中期徵狀：失去方向及時間感

到了中期，病徵會明顯得多，病情也日趨嚴重，變得愈來愈需要他人處理日常生活事務，甚至要依賴他人提醒或幫忙用膳、穿衣、洗澡、上廁所，有時可能會有大小便失禁情況。

病症在中期時會逐步蔓延至大腦不同區域，繼而產生多種認知障礙的病徵，例如記憶力衰退，患者開始忘記自己的電話號碼、地址、中學時期在哪裏讀書等；他們會反覆說相同的事情，又或煞有介事地說一些從未發生過的事。

患者的方向感會受到影響，可能不知自己身在何方，甚至迷路，或不知此刻是何年何月何日。患者會難以辨認家人和朋友，分不清誰是親人，誰是陌生人。

大腦皮層的退化也會破壞情緒和自制能力的中心，引發性情和行為的轉變。患者會變得多疑，甚至妄想身邊人盜取其財物，又或懷疑自己的老伴不忠；有些人會有幻覺，看見不存在的人物在家中出現；有些人則會變得脾氣暴躁，坐立不安，甚至有暴力傾向，而晚間的情況會更為嚴重。

病發後平均多活十年

踏入晚期，患者的認知能力嚴重衰退，難以跟人溝通，愈來愈少說話，辨認不出熟悉的物品或環境。大腦衰退也影響到其他身體機能，患者會有進食、吞嚥困難，從而令體重下降。行動也會愈來愈困難，需要依賴拐杖、助行架、輪椅輔助出入，最後只能長期臥床。大小便亦難以自控。

不同病人的退化速度可以相差很遠，一般病人在診斷後平均多活 8 至 10 年，但也有病人可生存多 25 年，而時間長短則視乎病發年齡，年紀愈大發病，壽命會愈短；另外，患者本身的健康狀況和家人給予的支持也有決定性影響，所以家人應該多關心患者的生理及心理健康情況。

5.3

阿爾茨海默症影響記憶力，並多數在上了年紀才發病，但正常人年紀大了也可能會無記性，而腦退化症病發初期的病徵又不太明顯，實在難以令人察覺；再加上衰退速度緩慢，家人就算察覺到，都只會當作是正常老化現象而不以為意；甚至有時徵狀已顯而易見，但家人卻因為對腦退化症缺乏認識而視而不見，因而延誤治療。以下是十個最常見的腦退化症早期徵狀：

1. 失憶影響日常生活

年紀大只是會偶爾無記性，就算忘記了，也可能遲些會記起，不會因為健忘而影響到日常生活。但腦退化症患者會經常忘記近期發生過的事情，忘記熟人名字，忘記早上談話的內容，忘記擺放物品的地方，忘記自己剛買了雞蛋而又再買，直至家中堆積大量雞蛋。重複問相同問題、不停敘述同一件事。

2. 難以執行熟悉事務

生活忙碌的人間中會忘記準備部分餸菜，但腦退化症患者卻做不到他們平日慣常做的事情，例如煮飯、沖咖啡、穿衣等。

3. 語言表達有困難

腦退化症患者會忘記人名、常見物品的名稱、常用詞彙，改用其他不適當的字眼表達，令人不明所以。

4. 迷失方向和失去時間觀念

腦退化症患者會在熟悉的街道上迷路，不知自己身在何處，怎樣到來和如何歸家，說不出現在的年月日，甚至分不清晝夜。

5. 判斷力減退

腦退化症患者判斷力大減，不知道自己有病要看醫生，大熱天時會穿上厚衣，也可能會胡亂投資。

6. 難以處理複雜事項，策劃步驟，解決問題，運用算術

腦退化症患者對處理有關工作感到非常困難，不知怎樣交水電費，應付日常開支及購物，去買東西也不懂得找贖。

7. 亂放東西

我們偶然會把鑰匙或錢包放錯位置，但腦退化症患者則會將東西放在不適當的地方，例如：把身份證放在廚櫃，牙刷放在書房，再指控他人偷竊其物品。

8. 行為或情緒改變

每個人都總會有喜有悲，但腦退化症患者的情緒卻會無故大起大落，由心情平靜而突然變成焦慮、憂傷或憤怒，有些患者反而會變得沒有這麼情緒化。

9. 個性改變

腦退化症患者的個性可以驟然改變，視乎個別情況而變成多疑、麻木、冷漠、焦慮或暴躁。

10. 失去主動性

我們偶然會對家務、工作或社交應酬感到厭倦，但很快便會回復熱誠，重新投入；腦退化症患者卻變得很被動、冷

漠，對大部分活動都提不起勁，例如不再喜歡飲茶或打麻
將，只懂呆坐家中看電視或睡覺。

如果你發覺家人出現以上多個徵狀，請帶家人就診，讓醫
生診斷。

家人是否患上腦退化症？

要界定一個人是否患上腦退化症，其中一個診斷條件是病
情有否影響日常生活，所以，如果長者不能獨自處理以下
項目，又或以前可以，但現在需要依賴別人才能完成，則
有可能是患有腦退化症：

1. 簽發支票和處理日常財務；
2. 處理稅務或商務紀錄；
3. 獨自購物，如買衣服或家居用品；
4. 玩遊戲，應用既有技能，投入自己的嗜好；
5. 煲水沖茶或咖啡，同時記得關掉爐火；
6. 準備膳食；
7. 關注和緊貼時事；
8. 專心看電視節目，閱讀書籍或雜誌，並能理解內
   容；

9. 記得約會或家庭聚會的日期和時間、記得假期的
日子，記得服藥；
10. 乘搭交通工具往返附近地區。

 參考資料
· *Early symptoms*. Retrieved April 1, 2015, from http://www.alz.co.uk/info/
early- symptoms

5.4

今天確診的腦退化症個案跟平日的有點不同，在絕大部分情況下，病人家屬首先察覺到病人的記性出問題，而今日這名病人——何伯的家屬，卻留意到病人在說話方面出問題，連續數月口齒不清，家庭醫生擔心他患上什麼古怪腦科疾病，遂將他轉介過來作詳細評估。

表達困難早於記憶衰退

診症開始時何伯女兒向我簡介何伯病歷，何伯並沒開口，於是我主動跟他打招呼，逗他閒聊，待何伯開金口後，我發現他說話不流暢、有口吃及發音有問題。我耐心地聽他多說一會，嘗試從中搜集更多病徵才下判斷。我發覺何伯除了發音不清外，他並不能完整表達一些簡單意思，他不懂解釋「一石二鳥」、「水落石出」等常見成語的意思。所

以，對何伯及其家人來說，咬字不準不是最大問題，語言障礙才是影響他與家人溝通的真正原因。

經我鍥而不捨的追問下，我才知道溝通問題只是冰山一角。何伯的記性也愈來愈差，連帶處理日常生活瑣事及財務方面等也有困難。總括而言，他的認知功能在多方面出現問題，反映他的大腦皮層多處受損。何伯其實是患上阿爾茨海默症，亦即最常見的腦退化症。

眾所周知，腦退化症會影響記憶力，但帶來其他方面的認知功能退化往往為人忽略。其實，方向感、判斷力、決策力、情緒控制等都是腦退化症會危及的大腦功能，語言運用只是其中一環。

何伯女兒被問到何伯上述認知能力時，方才醒覺父親其實也出現以上問題。何伯與女兒不同住，他的起居飲食均由外傭照顧，因此，縱使他的自理能力下降，也不大影響日常生活，更不會直接為女兒帶來煩惱。可是，每當女兒要跟父親溝通時，問題便出現了。

腦退化症屬慢性病，家人往往以為長者認知功能退化是正常的老化過程，因而掉以輕心。大家應多認識腦退化症的不同病徵及多留意身邊長者的變化，一旦出現疑似病徵，便盡快尋求醫生專業協助。

由搶夾餸揭發大腦萎縮

陳小姐因為懷疑一位親戚患有老人癡呆症，所以帶了她來看病。這位病人只有55歲，但近來的行為舉止都很奇怪，例如早陣子她有腳痛，醫生說是足疣，亦即病毒感染了腳板皮膚，本屬小病，只會產生輕微疼痛，可是她卻要求在醫院接受冷凍治療，而治療後又說仍然痛得很厲害，需要留院數天休養，但見她走路時步履輕盈，實在不似痛得如此厲害。我檢查過後，只覺她腳板正常不已。

我留意到她目光呆滯，反應遲緩，陳小姐不但同意我的觀察，更補充說她對身邊事物也愈來愈漠不關心，行為舉止更顯得幼稚，吃飯時忘了應有之禮儀，不等長輩就搶先夾餸。

她的情況在這兩年間一直差下去，腦掃描也顯示她大腦有萎縮跡象，所以應該是患有腦退化症。不過，她的記憶力仍然不錯，似乎又不能圓滿解釋一切。

其實她的確患有腦退化症，不過，她並非患上最常見之阿爾茨海默症，而是患上較少見的額顳葉退化症（Fronto-Temporal Dementia）。這個病症的發病年齡一般為45至65歲，較其他腦退化症早發。

不怕「老」退化

病徵方面以行為異常、性情改變和語言障礙為主，記憶力衰退反而不是重點。患者的大腦額葉退化會令他們難以抑制自己的衝動、憤怒、慾望等，思想會變得扭曲，而不會約束自己的行為，有些病人會有強迫症徵狀，重複地做些沒有意義的事情，例如過度囤積物品、過度購物等。此外，他們可能會失去生活動力或主動性，對什麼事情都提不起勁。

至於以語言退化為主的類型，病人說話會變得愈來愈不流利，口齒不清，或叫不出路名、人名或物品名稱。

診斷額顳葉退化症並不簡單，因為病徵雜亂，並以行為及語言問題為主，病人又看不出自己有問題，而旁人又不能有條理地以三言兩語把事情表達出來，大部分醫生聽完後就只有一頭霧水，不知從何入手。

我處方藥物控制她的病情，並詳細解釋她的病況，幸好她的理解力和記憶力未衰退，還記得我教她要約束自己行為！

5.5

要正式診斷腦退化症，醫生會從問症開始，了解患者哪方面的認知功能出了問題，再憑病情衰退的速度，推算出最切合的診斷。由於患者一般都不能清楚表達自己，所以必須靠家人提供資料才能完全掌握病情全貌。

如果病人有情緒問題，例如暴躁、焦慮，又或行為怪異、出現妄想、怪癖、性衝動等，患者大多會否認自己有上述問題，為免令患者尷尬或難堪，醫生有時會安排不同時間會見家人，以了解患者的真實情況。

智能測驗助判斷病情輕重

問症後，醫生會用大約十分鐘時間為病人做「簡短智能測驗」（Mini Mental State Examination），期間提出多條問

題，例如見醫生當日的年、月、日等；也會請病人即時覆述三項醫生剛說出來的事物，數分鐘後，醫生會請病人再重述一次該三項事物，用以測試病人的短期記憶。此外，也有其他問題測試病人的語言能力、計算能力等，最後，醫生會要求病人畫圖來考測他們處理圖像和空間的能力。

測試所得出來的分數以30分為滿分，愈高分代表愈正常，愈低分代表認知障礙情況愈嚴重。至於低於什麼分數才算有認知障礙，要視乎病人的教育程度而定：曾接受兩年或以上教育者，分界線為22分，未曾接受教育為18分。10至20分可分類為中度影響，低於10分為便代表有嚴重認知障礙。

簡短智能測驗只是一個簡單的臨床檢查工具，用來評估複雜的認知障礙症必定有其局限。如前文所述，認知障礙症有很多種，每一種病症都有不同的認知功能損害，要詳細測試每項認知功能的受損程度，必須花上很長時間做評估，而病人根本不會有精神和專注力完成，簡短智能測驗所用的時間不長不短，在一般臨床應用至為適合。由於此測試比較側重記憶力和定位方面，用來評估阿爾茨海默症就最適合，但用來評估其他認知障礙症，例如額顳葉退化症、柏金遜症所引起的認知障礙症等則並不合適，因為這些病症的早期認知障礙徵狀並非出現在記憶力或方向感的範疇，主要問題在於反應遲緩、行為怪異和情緒失控，所

以這些病人即使已經出現明顯病徵，到見醫生時，卻可以因為在簡短智能測驗上取得很高分而被評為沒有患上認知障礙。因此，遇上較為複雜的個案，醫生有時會用其他評估認知能力的工具，又或轉介臨床心理學家做更仔細的檢查。

有很多人不了解上述診斷過程，以為用了磁力共振照腦，便可立即知曉患者腦部發生了什麼事，而沒有耐性跟醫生傾談下去。如果問題是由腫瘤或腦出血引起，他們或許是對的，因為一照腦便可即時破案。可是，早期腦退化症顯現在腦掃描的萎縮影像，一般都不會提供很多有用資料，對診斷上不會有太大幫助。

其實還有正電子掃描（Positron Emission Tomography〔PET〕Scan）和其他功能性掃描可以協助診斷，尤其可以用來分辨不同類型的認知障礙症，不過這些高科技還是在研發階段，尚未被廣泛在臨床診療上應用，所以，醫生問症仍然是診斷認知障礙症的不二法門。

腦退化症襲擊大腦多個區域

評估認知障礙症必須由病歷開始，抽絲剝繭，以臨床角度

去探索退化症侵襲了患者大腦的哪個區域，例如「海馬迴」（Hippocampus）及「顳葉內側」（Medial Temporal Lobe）是處理短期記憶的中心，當它們受損就會令患者無法儲存新近記憶導致他們重複發問，以及遺忘物件放在哪裏。

如果「顳葉」的下側部分和「額葉」（Frontal Lobe）受損，便會影響語言能力，在病發初期，患者開始會說不出常用物件的名稱，詞彙會愈來愈貧乏。

「頂葉」（Parietal Lobe）掌管方向感，如果受損了便會使患者容易行錯路，甚至迷路。

「前額葉」（Prefrontal Lobe）是大腦總管，也是智慧的泉源，負責思考、判斷、分析、解決問題，並掌管抽象思維和邏輯推理，受損了便會令患者思想混亂，欠缺分析力和判斷力。

額葉負責我們的專注力，也是處理當前問題的「工作記憶」區（Working Memory），此外，連同「杏仁核」（Amygdala），則掌管情緒和行為，受損自會產生抑鬱、焦慮、暴躁、怪異及衝動行為等問題。

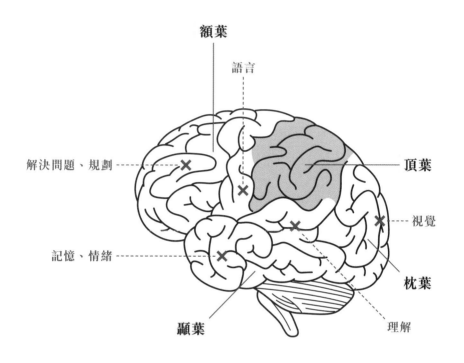

額葉

語言

解決問題、規劃

頂葉

視覺

記憶、情緒

枕葉

顳葉

理解

憑問診分辨症狀

腦科醫生必須透過病歷去掌握病者不同區域的受損程度，才能夠清楚明確地勾畫出該病症的模樣，再將之歸類為哪種認知障礙症。

以阿爾茨海默症為例，這是認知障礙症中最常見、最為人

熟悉的類型，患者大腦會不斷萎縮，使認知功能一直退化下去。由於這個萎縮過程涉及大腦多個區域，自然會產生各式不同的認知障礙病。「額顳葉退化症」（Frontotemporal Dementia）便主要影響額葉和顳葉，產生的徵狀以行為和情緒問題為主，記憶力在病發初期反而不太受影響。

所以，評估患者認知能力的受損程度和當中的先後次序，是診斷認知障礙症的關鍵。

家人觀察對診症至為重要

醫生都會由問症開始，了解患者的認知能力在哪方面出問題，當中包括記憶力、方向感、語言運用、判斷力、情緒控制等，從而估計大腦哪個區域受損。

問病歷最直接當然是問病人，奈何病人本身記憶力就有問題，他們提供的病歷又怎會可靠？令問題更複雜的是，腦退化症和一般病症有一個很大分別，就是患者不知道自己有病，即使病徵已經十分明顯，他們卻會因為腦部受損而對病情視而不見：不承認自己無記性、迷路、不懂用遙控器等，若家人「直斥其非」般指出其病徵，反會令患者難堪，甚至大發雷霆。因此，醫生診症時也要約見家人，從

他們口中得知患者的生活概況、平日的行為舉止等，以作出更全面的評估。

我最近看遇到一個案正好說明以上論點。一位年輕女士帶來一位婆婆看病，她是婆婆媳婦的姊姊，兩人並非一同居住，對婆婆的症狀一無所知，而婆婆來到只說除了失眠，沒有其他問題。在對話當中，我只覺她說話空洞無物，想問多一點關於失眠的原因也不能。

我問陪同而來的女士為什麼不帶些比較熟悉病人情況的親戚前來？她說婆婆的兒子在內地工作，不便前來；而同住的媳婦又跟她不和，因為婆婆脾氣很暴躁，跟媳婦吵個不停。

脾氣更暴躁也屬徵兆

一個月前，婆婆有頭暈，媳婦帶她往醫院檢查，卻什麼也驗不出來，婆婆為此十分憤慨，埋怨媳婦「囚禁」她在院數天，為此事罵個不停，媳婦從此不再管她。聽罷，我便十分懷疑她有腦退化症。我估計婆婆生性有點暴躁，跟媳婦都不太咬弦，但仍可勉強同住，自腦退化症開始後，她脾氣便變本加厲，為小事而生氣，更弄至失眠，而失眠自

　不怕「老」退化

會造成頭暈。

我專誠致電她的媳婦，希望證實我的想法，可惜她可能因為跟婆婆不和，對她的狀況或變化一概不知，也不覺得她有什麼記憶力問題。我只好處方一些穩定情緒和助睡藥物給她紓緩一下病情。

一個月後，她的兒子終於現身前來陪伴覆診，而我當然不會錯過這機會問個究竟。不出所料，他能和盤托出婆婆過去兩年來出現的腦退化症狀後，包括記性變差、重複說話、尋找物品、性格轉變等等，我才能開始處方藥物治療她的腦退化症。

要如此迂迴曲折，經過兩個月時間，問到第三個家人才能找出關鍵線索和揭開謎底，也當真少見，此個案正好說明家人的觀察和參與診症過程的重要性。

📖 參考資料

· Budson, A., & Solomon, P. (2011). *Evaluating the patient with memory loss. In Memory Loss a Practical Guide for Clinicians (Expert Consult-Online).* (pp. 4-42). London: Elsevier Health Sciences.

5.6

腦退化症到了中後期，患者可能會出現一些混亂思想而令照顧者無所適從，當中最難應付的莫過於幻覺和妄想，因為患者已經活在自己的世界裏，旁人根本無法跟他們爭辯。

幻覺指患者看到或聽到一些不真實和不存在的東西，例如獨居長者會看到小朋友或貓狗在家中奔跑、看見已逝去的親人，又或聽到不存在的聲音等。

妄想指患者有不符現實的思想，就算真相擺在眼前，其他人也無法糾正其想法。腦退化症引起的妄想通常都以迫害性為主，例如老伴有外遇、傭人偷竊他們的財物。他們堅信自己的想法是對的，旁人不容爭辯，繼而挑起無數糾紛。可惜家人根本不知道這些事端原來是患上腦退化而形成的妄想，還以為患者只是在無理取鬧而爭執起來，結果當然會令患者情緒更激動，情況更難收拾。

留意患者有否對影子、鏡子產生恐懼

其實以上精神問題都緣於腦部負責思想的部位發生急速衰退變化，繼而影響患者的判斷力和分辨事情真偽之能力。就算患者開始出現這些問題，但由於幻覺或妄想等病徵並非時刻存在，只有遇上影響大腦運作的因素，例如壓力、身體不適、環境轉變、服用某些藥物等才會被誘發出來，所以，只要能找出誘發因素，便可減少患者出現這些令人困擾的病徵。

一旦察覺到患者出現妄想，便不要跟他糾纏下去，因為爭論妄想的事情是否屬實只會徒然，和患者作邏輯思辨是絕不會奏效的。最重要的是處理妄想背後所隱藏的情緒，例如焦慮、憤怒、不安、憂傷。如果患者指控你偷了他的銀包，千萬不要介意，也毋須以為他針對自己，只要記住這不過是腦部變化所產生的反應，便能豁然面對。之後只需要直接道出患者當下的心情，表示同情其處境：「我知道你找不到銀包很生氣，我們現在就一同找吧！」便可避免彼此對立的局面。

分散注意力也能有效疏導患者情緒，例如帶他到別處做些其他事情，又或轉個話題，說說兒孫最近的趣事之類，以四兩撥千斤化解僵局。

此外，建立規律生活可以減少對患者的刺激。留意患者有否對家中環境的黑影、反光，甚至自己在鏡子的倒影有所恐懼，如果有的話，適當改動一下家具位置，或以布遮蓋都可以減少這些事物對患者的刺激。

如果試過不同方法也無效，而徵狀嚴重到影響自己和家人的安全，或構成巨大滋擾，便要考慮以藥物治療，包括精神科藥物。藥物本身固然也有副作用，應否用藥控制病情，必須由醫生和家人商討，並根據個別情況再作決定。

新一代精神科藥副作用：高血糖、血脂

精神科藥物有很多種，分為傳統及新一代的抗精神病藥，傳統藥的副作用包括疲倦、坐立不安、反眼、柏金遜綜合症徵狀如肌肉僵硬、手震、行動緩慢等。遲發的運動困難如口部出現咀嚼困難、舌頭不自主的轉動和伸出等。

新一代的抗精神病藥包括維思通（Risperidone）、喹硫平（Quetiapine）、阿立哌唑（Aripriprazole）等，較少出現上述活動性的副作用，但也可產生高血糖、高血脂、高血壓及體重增加等問題，所以服藥後要小心監控。另外，服藥後不要期望療效會立竿見影，因為藥效往往需時數周才發作。

📖 參考資料
· *Delusions and hallucinations.* (2010, October 12). Retrieved April 2, 2015, from http://www.alzheimer.ca/en/Living-with-dementia/Understanding-behaviour/ Delusions-and-hallucinations

5.7

腦退化症患者除了認知和記憶出現衰退外，身體機能也會逐步走下坡，當精神不集中，腳步不穩，便會容易跌倒，跌倒可以傷及腦部而造成腦出血。此外，如果年長患者同時患有骨質疏鬆症，跌倒時便會特別容易骨折而需要動手術，要服用大量止痛藥，又或要長期臥床而引發更多併發症，如褥瘡、尿道炎等，所以，腦退化症患者的家人應該加強警惕，慎防患者跌倒。

六大預防跌倒重點

要預防跌倒，應注意以下事項：

1. 患者宜多做運動，強健體魄，尤其強化雙腳肌肉，改善身體平衡；

2. 如有需要，及早考慮使用助行器，增加患者活動
   能力；
3. 夜間可使用夜明燈指引上廁所的路線；
4. 及早察覺患者視力問題，需要時應佩戴合適眼
   鏡；如發現白內障嚴重影響視力，應安排手術治
   療；
5. 多跟醫生溝通，了解腦退化症藥物引起的副作
   用，避免因暈眩甚至昏厥等而跌倒；
6. 環境（請參考前文，頁118-119，〈21招打造無障
   礙家居〉）。

充足鈣和維他命D　避免骨折

除了要做足預防跌倒的措施外，也要慎防骨質疏鬆症，並
從基本做起，強健骨骼，採取健康生活方式：

1. 均衡飲食，包括確保吸收足夠的鈣和維他命D；
2. 適量的陽光有助身體製造維他命D及幫助吸收鈣
   質；
3. 恒常運動，尤其是負重運動，包括步行、慢跑、
   遠足、爬樓梯、打網球及跳舞。維持正常體重；
4. 避免吸煙、飲酒；

5. 避免飲用過量含咖啡因的飲品，例如咖啡及濃茶。

骨質疏鬆症來得無聲無息，沒有明顯徵狀，唯有做骨質密度檢查才可掌握骨質狀況。一旦確診，便應接受藥物治療控制病情，防止骨質流失。

有病人被我診斷了骨質疏鬆症，我處方了特效藥鞏固其骨質密度，可惜她沒有按時覆診及服藥。事隔一年後，她因為傷風服咳藥水後變得有點精神恍惚，而摔了一跤，結果盆骨折斷成三截！痛得她要留院一個多月。所以千萬不要少看骨質疏鬆的問題，切記預防勝於治療。

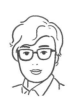

第六章

日常妙法減
自理壓力

就控制腦退化症的病情,除了服用藥物,還有
其他紓緩情緒問題和提升記憶力的方法。

提升記憶力方面,我建議照顧者可以嘗試以不
同的方法,例如使用日曆和醒目提示、訂定活
動時間表、拍攝相片等。這些方法既能讓患者
輕鬆理解日常的安排,透過養成新習慣以改善
自理能力,又能減少與家人和照顧者之間的磨
擦;當患者學會新的記憶方法,我們就會覺得
一切的努力和付出也是值得的。

6.1

要治療認知障礙症，先要找出原因才可對症下藥。如果是因為甲狀腺素或維他命B12不足而起，只需服食補充劑便可把徵狀逆轉。若由抑鬱症而起，只要醫生察覺得到並給予治療，也會藥到病除。

六成認知障礙由阿爾茨海默症引起

然而，60%以上的認知障礙症都由阿爾茨海默症（下稱「腦退化症」）所引起，而至今仍未有藥物能將之治癒，但研究指出藥物可減輕部分病徵，改善記憶，短暫緩和衰退幅度。

常用藥物有兩大類，第一類是「乙醯膽鹼酯酶抑制劑」（Cholinesterase Inhibitor），包括卡巴拉汀（Rivastigmine）、加蘭他敏（Galantamine）及多奈哌齊

（Donepezil），它們可提升腦部神經末梢傳遞訊息功能，主要用於治療輕度至中度的腦退化症，作用為紓緩疾病對記憶力、情緒及行為方面等負面影響，常見副作用為胃口差、反胃、嘔吐、輕瀉。

第二類是「NMDA受體拮抗劑」（NMDA Receptor Antagonist），如美金剛（Memantine）。這種藥可減少腦部毒物（谷氨酸，Glutamate）積聚，防止其破壞腦細胞。主要用於治療中度至嚴重的腦退化症，作用為短暫拖慢病情，提升認知和自我照顧能力，緩和暴躁情緒，副作用較輕微，如頭暈、頭痛、疲倦。

以上藥物無法治癒阿爾茨海默症，而且效果只屬溫和，所以世界各地的科研人員一直努力研發新藥，希望可以徹底治癒這個腦退化症，奈何等了多年也未有重大突破。不過，美國食品藥物管理局（Food and Drug Administration, FDA）在2021年6月初終於核准新藥阿杜卡奴單抗（Aducanumab）投入使用，這是自2003年以來首次，由於已長達接近20年沒有新藥問世，病人與家屬也會寄予厚望。有別於其他舊藥，Aducanumab能夠針對阿爾茨海默症的源頭，並從大腦中去除標誌着阿爾茨海默病之「β-澱粉樣蛋白」（beta Amyloid Plaques），有望能助患者延緩腦退化進程。

「β-澱粉樣蛋白」在阿爾茨海默症中扮演相當重要的病理角色，患者病情愈深，這些蛋白就會積聚愈多，新藥就是為了針對這種病態蛋白而製造。研究證實新藥能夠減少這種蛋白在大腦積聚，不過理論歸理論，究竟減少了這種物質在腦內積聚，實際上是否能夠延緩患者的病情，目前的研究仍然未能夠確認這個最重要的臨床目標，亦因此，新藥只獲美國食品藥物管理局臨時批准使用，研究人員需要提供確實的臨床數據去證明新藥能夠減慢病情。

新藥的研究發表時間可能遙遙無期，確診阿爾茨海默症的患者未必有時間等待，因為新藥只能夠延緩病情，卻不能逆轉病情，即只能夠拖延腦細胞的死亡，卻不能令死了的腦細胞復生，所以用藥愈早愈好，如用於輕度認知障礙（Mild Cognitive Impairment）和早期阿爾茨海默症的患者身上。

這種新藥不能口服，而且必須每四星期以靜脈注射方式治療，期間劑量會不斷增大，並要配合腦部的磁力共振掃描去確保患者沒有不良反應。即使是研發者也不知道療程有多久，理論上只要患者沒有出現什麼副作用，新藥就可以一直注射下去，除非患者已經無可避免地發展至病情中期了。

副作用方面，研究指出，患者有機會出現腦出血或腦水

腫，形成頭痛、神志混亂、行路不穩、視力模糊等病徵。

就算患者僥幸沒有出現任何副作用，但是由於新藥藥費高達每年56,000美元（約44萬港幣），如在初期開始用藥，面對長達8至12年的病齡，不是尋常百姓能夠負擔得來。

對於認知障礙症藥物在多年研發後再現曙光，固然是莫大喜訊，但在成效、使用劑量、對象、用藥指引、副作用、長期反應等眾多不確定因素下，我們仍需等待藥廠或醫療機構發表更多有力可靠的研究數據。

6.2

林小姐的父親患有腦退化症多年了，最近變得愈來愈暴躁，很容易發脾氣。其實腦退化症患者到了中後期會特別容易有躁狂表現（Aggressive Behavior），使家人難以照顧。到束手無策時，有時也迫於無奈要送患者到院舍入住。

常見躁狂原因　痛楚及苦悶

要處理這些問題，最重要是找出問題的根源，解決後一般已能安撫患者的情緒，有時原因可能是身體不適、口渴，甚至坐得太久。痛楚是常見原因之一，來源或是便秘、牙痛、關節炎、肺炎、尿道炎等。不妨留意患者有否咬牙切齒、關節紅腫、發燒、食慾不振、經常摩擦身體某部位，嘗試由此推敲原因。

環境太嘈吵、太光猛、太凍、太熱；視力和聽力欠佳，也
會令患者收到錯誤訊息而引起混亂。此外，腦退化症也會
損害大腦的自制能力，令患者變得衝動和暴躁，假如已經
發展至出現幻覺或妄想等精神問題，環境因素更會引患者
的不安而造成情緒激動。

此外，生活苦悶、太過無聊也可以令患者焦躁；相反，太
多刺激，例如轉換院舍或照顧者等，都可以因為擾亂他們
的生活規律而令患者情緒不安。

重複購物

我有位病人時常會重複購買一些沒有需要的物品回家，例
如是過多的食物、襪子等，而這些都是因為大腦退化而影
響她的判斷力和自制力。當她一見到想買的東西時，就會
控制不了自己的衝動而去購買。她丈夫雖然已經知道這是
腦退化症的表現，但每次發現太太購買多餘東西時都會按
捺不住而大發雷霆。病人為了逃避他的咒罵，便會把貨品
收藏在家中一些隱蔽的地方。結果，丈夫便會偶爾在不同
角落發現一些發霉麵包或水果之類的食物，他一見到就會
無名火起，大吵大鬧起來，可惜病人根本記不起自己買過
這些東西而感到十分委屈。

我處方了一些控制自我衝動的藥物，她的購物問題便有所改善。我勸患者丈夫不要再把這些事放在心上，愈責備患者，只會令對方愈反感，除了破壞雙方關係外，根本對改變她的行為完全沒有幫助，反而只會令問題弄僵。他承認那些貨品的價值不高，所以他根本不是因為浪費金錢而覺得惋惜，他只是對患者屢勸不改的荒謬行為而感到憤怒。

我對他說她的腦退化症只會不斷惡化，現在她的荒誕行為不會持續太久，因為隨着她的機能退化，她也會逐漸不能自行出外購物。既然他根本不是介意金錢的損失，不如接受現實，對她的問題一笑置之，不要再責備她的行為。買了多餘的食物，可以考慮放在雪櫃遲一些再食，甚至乎捐給親友以減少浪費。買了過多的衣物，大不了捐給慈善機構。

家人忌與患者硬碰

我再跟他說，她的主要病徵都只不過是過度購物，比起其他腦退化症患者的問題，已經不是太難處理的了，常言道：「錢可以解決的問題，便不是問題！」

我勸他不如珍惜眼前人，趁她還能夠行動自如和有一定的溝通能力時，好好和她相處，享受這一刻時光吧！他聽罷

便眼泛淚光地說：「這正是我心中所想的……」

患者的心理狀況也不能忽視，他們可能會因為身體狀況衰落，做不到簡單的事情而感到挫敗；若穿衣、洗澡、如廁等也要別人幫忙時，患者可能會覺得私人空間受威脅而發怒。

患者的惡劣態度會令家人誤會是針對自己而發的挑釁，但問題其實是由腦部退化所致，令患者不懂表達自己所需而作出之反應而已，實在跟嬰兒只懂哭啼來溝通無異。只要家人能想通這點，自可體諒患者。所以千萬不要硬碰，否則只會弄巧反拙。

情緒控制區衰退　致抑鬱焦慮

除了暴躁之外，很多時候患者也會出現抑鬱和焦慮，同樣令照顧者飽受壓力。

抑鬱的症狀包括長期心情低落、煩躁、提不起勁、不再享受自己一向喜歡做的事、不想與他人接觸、自怨自艾、自責，甚至有自殺念頭；此外，他們可能會失眠、易醒，食慾不振；至於焦慮方面，症狀則包括緊張、不安、過度擔

憂，再混合一些身體徵狀，例如心跳、冒汗、感到呼吸困難、口乾、胃痛、肚瀉、肌肉繃緊。

腦退化症患者出現情緒問題的原因有很多，他們也會遇到常人的壓力，例如家庭問題、身體機能衰退、長期病患、親友去世、財務困難、生活苦悶等等。腦退化症病發早期，記憶力減退這個症狀也會為患者帶來壓力，因為忘記帶銀包和約會等，會引起生活上諸多不便。除了外在壓力，大腦的情緒控制中心一旦衰退了，患者面對壓力時也會特別容易出現情緒問題。

心病還需心藥醫，治療抑鬱症當然需要心理治療，但腦退化症中後期患者的理解力和溝通力已經衰退，因此，心理治療可能只對早期患者管用。

「血清素」抗抑鬱需14天起效

對於情況嚴重的個案，藥物治療實在不可或缺。抑鬱症會導致患者腦部的神經傳遞物質失去平衡，尤其令血清素和去甲腎上腺素分泌量減少，阻礙神經細胞之間的訊息傳遞，從而產生情緒困擾。因此，「選擇性血清素回收抑制劑」（Selective Serotonin Reuptake Inhibitor, SSRI），

或「血清素/去甲腎上腺素回收抑制劑」（Serotonin/ Norepinephrine Reuptake Inhibitor, SNRI）等藥物也可用作抗抑鬱藥物之用。

由於SSRI的中文譯名太艱深，故常被人簡稱為「血清素」。但別把此腦內傳遞物誤會為血液裏的血清（Serum），兩者根本截然不同，只是中文名稱相似而已。血清素的副作用少，就算年長的病人也不會出現太大反應。舊式的「三環類抗抑鬱藥」副作用多，可能令腦退化症患者的神志更加混亂，所以已經日漸少用。

血清素藥性溫和，副作用輕微，包括一些初期出現的輕瀉、口乾、冒汗、心跳。服用血清素要注意的是要有耐性，因為其起效慢，往往需時兩周才見效。

除了血清素外，傳統鎮靜劑也可以控制焦慮。其優點是起效快，立竿見影，能迅速緩和患者的緊張情緒。缺點是劑量要拿捏準確，否則會引起昏睡和神志混亂等，長期使用可以造成依賴，所以必須由醫生指導下服用。

📖 參考資料
· *Factsheet: Dementia and aggressive behaviour.* (2013, May 1). Retrieved April 1, 2015, from http://www.alzheimers.org.uk/site/scripts/download_info. php?fileID=1797

6.3

除了藥物以外，照顧者也要採用其他方法去提升患者記憶力，盡量減少病情對他們帶來的影響。腦退化症患者之所以會健忘，是因為大腦的「海馬區」受損，從而破壞「情景記憶」系統，使患者難以記得近來發生的事情、時間和人物等資訊。這個記憶系統一旦壞了，勉強他們去強記事情或不斷做記憶訓練，只會增加雙方壓力和挫敗患者情緒。

不過，人類有另一套處理步驟記憶的系統（Procedural Memory），協助負責我們學習游泳、演奏樂器、踏單車等需要活動，使大腦可以不經思索便會靈活協調出一些複雜的肢體動作。這個系統由腦部的「基底核」負責，與前述的海馬區有所不同：腦退化患者在病發初期時，海馬區會先受到破壞，患者會因為情景記憶系統受損而出現健忘之病徵；反觀基底核卻會在病情後期才受到波及，亦即是患者在病發初期和中期時，「步驟記憶系統」仍然健全而可以學習新步驟。只要能夠好好利用這一點，便可以訓練患者

養成新習慣去改善自理能力。

例如患者記不了每日的日期，無論吩咐患者多少次自己去看月曆，患者也不會照做。但若果患者問到今日的日期時，不妨親身帶他去月曆前面，讓患者用腳步去做記憶，使他們養成習慣，每次想知今日日期時，就會自動起身行去月曆前面看。當然，這個方法絕對不會做一次就成功，情況就如學習任何運動一樣不會做一次就懂，因為我們現在所講的是步驟記憶，凡是學習步驟，都需要時間和重複學習才會達到成果。所以照顧者必須有耐性陪伴患者重複所需的步驟無數次才行，而這個過程比較費時，所以必須明白步驟記憶的奧妙潛能，再想想患者只要學會了，一切的努力也是值得的。

腦退化症患者因為上述的情景記憶系統受損，便會因為無法正常記着時間和日子的變化而不能說出當下的年月日和時間，亦因而處理不到約會、複診或甚至不知道電視劇的播映時間。要針對這個問題，最好用上枱頭或掛牆的大日曆，協助患者養成習慣走到日曆前面看日期。另外，用筆劃掉已過去的日子，也非常重要，讓他們一看就知道今日的日期。

患者因為記性差，會經常在家裏遺失個人物品而四處尋找「失物」，又或因為方向感混亂而不懂擺放物件的地方。把

他們常用的物品放在適當位置，例如把準備購物項目的告示貼在雪櫃上、將明天外出的衣服放在椅子上、甚至乎把衣服放置的次序，例如內衣在上、褲子在下等也預先安排好，就可以減少患者的無助感。不過，大幅改動患者習慣多年的個人物品放置位置也是不宜，所以搬屋對他們來說可以是一個災難。

患者早期還可以閱讀文字，所以家裏放上白色的告示板可以提醒或告訴他們今日的安排和活動。但隨着患者病情加深，他們便未必能夠理解文字的意思，此時，具有拍攝功能的手提電話便大派用場，因為我們只需要拍攝下家人和朋友的相片、他們常到的地方，例如銀行、超級市場、街市裏的雜貨鋪等等，再用彩色印刷機把這些人物或地點打印出來，然後再把這些相片貼在告示板上，如此便能使患者輕鬆理解今日的安排而毋須反覆詢問家人，從而減少彼此之間的磨擦。

 參考資料
· Andrew E. Budson MD and Paul R. Solomon PhD., *Nonpharmacological Treatment of Memory Loss, Alzheimer's Disease, and Dementia. Memory Loss, Alzheimer's Disease and Dementia.* P.231-236, Chapter 22. 2022 third edition

不怕「老」退化

6.4

新聞有時報道關於腦退化症患者失蹤的消息，幸運的會被警方尋回，但不是每個個案也如此幸運，最後令家人傷心不已的個案也不在少數。

日落症候群 —— 夜晚特別不安

腦退化症患者喪失了方向感、時間觀念、記憶力，容易引發思想混亂，迷失方向和驚慌。事實上，他們很容易會迷路或有遊蕩行為，但每個個案的原因都不同：例如患者有生理需要，要找食物吃或要去洗手間，但又找不着；明明在家，卻又要「回家」；對新環境感到陌生和不安；想尋找某些已過去或不存在的事物，例如去找尋童年時代的東西或繼續過去了的生活規律，明明退休了還要去「上班」；有時遊蕩可能是面對壓力、焦慮或身體不適的反應；但也有

些個案是感覺無聊，而需要四處走動；夜間也是高危時間，患者的時間觀念混亂，往往會在晚上感到特別不安，醫學上稱之為「日落症候群」。

我有位腦退化症病人，最不喜歡天黑，如身在家中就嚷着外出，如已在街上就要回家。何解？原來她年輕時要照顧多名子女，習慣每天黃昏前到街市買菜，或入夜前回家煮飯，這個習慣多年不變，跟隨晝夜的規律已深印在她腦海裏。今時今日她的子女早已成家立室，她再沒有需要履行主婦的責任，但腦退化症使她失去判斷力，加上日落症候群效應，她的神志在入夜時就更形混亂，昔日的規律和責任又重燃起來，使她既焦慮又不安。

家人明白原因，都學懂怎樣處理她的情緒。若與她外出活動，一到黃昏必帶她回家；若她本來已安坐家中，便在黃昏時帶她到附近逛一會才歸家，否則她定會焦慮不已。家人理解背後原因，在適合時候安排合適活動分散其注意力。建立生活規律，制定活動時間表，讓患者習慣每天進行規律程序，減少混亂。

另外家人也要注意家居環境的布置，用布簾遮掩門鎖，或把門髹上跟牆壁一樣的顏色，以減少患者面對外出之「引誘」。試在門上加裝鎖扣，或在門扭加上防止兒童開門之膠套，以增加開門的難度。收起鑰匙，並在門口安裝警報

器，以防患者晚上獨自出外。限制睡前喝水之分量，減少起床夜尿而引發的遊蕩行為。

若患者的病情已嚴重至不宜獨自外出，應提示鄰居、街坊、管理員、附近商戶有關患者的情況，一有發現便要立即通告。為患者佩戴刻上姓名和家人聯絡電話的手鐲、項鏈、長者卡，以備需要時可以聯絡到家人。

此外，預備好患者的個人資料，包括相片、身體特徵（身高、體重）、說話方言、健康狀況、聯絡家人的方法等，以備萬一失蹤時，方便警方追尋。當尋回患者後，切勿責罵，應以關懷態度安撫患者情緒，再細心檢查身體以確定有否受傷。

📖 參考資料
· *Wandering and Dementia | Caregiver Center | Alzheimer's Association.* (n.d.). Retrieved April 1, 2015, from http://www.alz.org/care/alzheimers-dementia-wandering.asp

6.5

腦退化症會影響患者認知能力，使他們失去自信去接觸新事物，同時，亦會逐漸喪失參與各類活動的主動性，久而久之，他們會變得愈來愈沉靜，愈來愈少活動，對身體和精神健康都帶來壞影響。另一方面，很多患者家人都有以下誤解：以為患者得了此病便等於喪失所有能力，所以什麼家務也不要做，一切都應該交由傭人處理，免得他們弄得家中一團糟，又或發生意外。他們外出又可能會迷路，所以必須常留家中，或需在他人陪同下才可出外。

抹塵、摺毛巾增加成就感

以上想法未免太過矯枉過正，其實腦退化症在病發初期都只影響患者的部分認知功能，家人應該在考慮患者的安全和能力下，安排合適活動給患者參與，讓他們可以盡量獨

立自主，做自己喜歡的事。至於選擇什麼活動，則要視乎患者的個性、經驗和能力。家人不應計較活動「結果」是否完美，最重要其實是活動對患者的意義，和他們可否樂在其中，所以就算把事情弄錯了，也毋須太介意。

有很多室內靜態活動適合讓患者參與，較為用腦的，包括一些益智遊戲，例如砌圖、下棋、打麻將、玩電腦遊戲等。另外，時下流行的平板電腦因為簡化了操作介面，也不妨嘗試給他們操作，看看他們的接受程度。讓他們觀看舊電影，聽音樂。有研究指出音樂有助減少情緒、行為問題。當他們聽到自己喜歡的老歌時，更可緬懷一番。

想患者投入活動，便要將之當作遊戲以增加趣味，把家居物品分類是其中之一，玩泥膠也是合適的活動，動腦筋的同時又可訓練手指的靈活性。請患者做家務，例如抹塵、擺放餐具準備開飯、摺毛巾和衣服等，亦可增加他們的成就感。不妨從患者過去的工作和嗜好找尋靈感，例如是種花、園藝、養魚、木工、繪畫、下廚等，嘗試重拾生活趣味。

除了在家中活動之外，家人也可鼓勵患者出外逛逛，簡單如到街市買菜，到公園散步和做運動，盡量延緩老化、增強心肺功能、保持關節柔韌、鍛煉四肢肌肉、加強身體平衡力、強化骨骼、減少骨質疏鬆、預防跌倒和骨折、減少

便秘、改善睡眠。

晚期患者勿忽略伸展運動

患者在腦退化症發病後每個階段也要保持做運動，而家人應該盡量給予鼓勵和支持，並確保他們有足夠運動量，亦即每周最少要有五日，做足30分鐘運動。簡單如每日步行或上落樓梯，已能提供一定運動量，如果附近公園有健身設施就更好，患者可以鍛煉四肢關節和肌肉，增強體魄。

如果患者行動有困難，可以坐在椅子上做體操，做些彎腰，舒展四肢關節和鍛煉肌肉的運動。到了病發晚期，患者已失去了主動性，身體又虛弱，但家人不應因此而鬆懈，還是有些輕量運動可以協助他們減少身體衰退，例如鼓勵患者站立一會，或坐在床邊沿着邊緣左右移位。

憶舊事、遊舊地可安撫情緒

腦退化症會先影響短期記憶，然後才慢慢影響長期記憶，所以患者在病發早期及中期都仍然能夠回憶多年前的往

事，因此，懷緬過去也是一種合適的活動，有助安撫患者
情緒、維繫家人感情。可以用家庭舊相片、紀念品、獎盃
等，甚至上網搜尋香港歷史圖片、重遊工作過的地方等，
讓患者重拾美好記憶。家人切記不要過度考驗患者的記
憶，過程中獲得的樂趣才是重點所在。

雖然患者語言能力會不斷衰退直至難以跟人溝通，但他們
五官仍然可以發揮作用，去感受周圍環境的變化。例如他
們仍能看見東西，但可能已經衰退到連身體位置也不懂轉
換，這時家人便要多注意他們的視線範圍，盡量協助他們
調整座位的位置和角度，以便他們望些有趣的景象，可以
是窗口、魚缸等。如果他們嗅覺仍然靈敏，不妨擺放鮮
花，或其他有氣味的物品、食物，讓他們嗅嗅；給他們不
同手感的物件觸摸，並多跟他們握手和做手部按摩；播放
音樂給他們聽，多跟他們閒談。

參考資料

· *Staying involved and active.* (2013, March 1). Retrieved April 1, 2015,
from http://www.alzheimers.org.uk/site/scripts/documents_info.
php?documentID=115

· *Dementia-Friendly Environments.* (2010, January 1). Retrieved April 1, 2015,
from http://www.health.vic.gov.au/dementia/strategies/sensory-stimulation.
htm

· *Factsheet: Exercise and physical activity for people with dementia.* (2011,
November 1). Retrieved April 1, 2015, from http://www.alzheimers.org.uk/
site/scripts/download_info.php?fileID=1811

6.6

腦退化症是由遺傳和後天因素結合而成，以現時科技，基因治療仍然未成氣候，但是我們仍然可在後天作出努力，減低傷害腦袋的可能。只要盡早控制各種致病誘因，便可大幅降低自己患病的機會。

重複腦震盪易致腦退化

最簡單不過的，就是避免大腦受傷，因為重複性的腦震盪，是引致阿爾茨海默症的重要因素，所以，做某些帶有危險性的劇烈運動，例如溜冰、滑雪、踩滑板和騎單車的時候，應戴上頭盔保護頭部。家中的樓梯、廁所和浴室也應安裝扶手或欄杆以防跌倒。駕駛和乘車時都要記緊扣上安全帶。

吃深色蔬果強健腦細胞

預防腦退化，還有很多辦法，最基本就是注重健康生活。健康生活方式可以幫助你降低身體患病的機會，提供充足養份給大腦，讓腦細胞在健康環境中不斷更新連接，保持最佳狀態。我們要控制糖分、鹽和酒精的攝取量，維持正常血壓和體重，慎防糖尿病、高血壓、高膽固醇和癡肥，以減少引發阿爾茨海默症的機會。

食物選擇方面，應多吃粗糧、大豆製品、深色水果和蔬菜（例如：李子、黑莓、藍莓、菠菜）、含高抗氧化劑的食物（例如：三文魚、鯖魚、沙甸魚、吞拿魚和芥花籽油）。少吃肉、加工和油炸食品。

攝取充足的維他命 B 雜（包括 B6 及 B12）和葉酸，這些營養是神經細胞生長的原材料，深綠色葉蔬菜如菠菜、菜芯、薯仔；水果如香蕉、橙；乾豆類均提供豐富的維他命 B 雜。不抽煙和酗酒，多做運動，保持每晚有充足睡眠，每天至少散步十分鐘，每周最少做一次帶氧運動。

另有研究顯示，多用腦可以降低患阿爾茨海默症的風險，例如經常閱讀、思考、學習等可以刺激大腦活動，促進腦細胞連接，有助彌補退化帶來的損傷。

所以每天都應該保持大腦活躍，並要多思考，多記憶。試記住3個常用電話號碼、5個要做的項目、喜愛食譜的步驟、所支持球隊的全部隊員名稱，還有新相識朋友的名字、面孔和生日等，不要依賴智能電話去代替你所有記憶力。

象棋、Scrabble鍛煉大腦

少看電視多看書；讀報紙時，試背誦要點，再把內容向其他人轉述一次；每天做些心算、玩填字遊戲及數獨、打橋牌、打麻將、玩圖版遊戲（Board Game），如中國象棋、Wordle、大富翁、Scrabble、戰棋等，鍛煉大腦之餘，又要從中獲得樂趣，才能事半功倍，激活腦細胞。

讓你的大腦做新事情，接觸新事物，讓神經細胞之間有新連接。不要重複做同樣的事情，就算玩遊戲也應該經常轉換不同項目。改變日常做事的方式，例如試試用平日少用的手去梳頭，將手錶轉到另一邊手佩戴，參觀從未到過的博物館或培養一些新嗜好。

想辦法讓工作更有趣，多做具意義和有建設性的活動，例如做志願工作，服務社群，以提升正能量。出外享受大自

然，多聽音樂，多欣賞藝術，既能減壓，陶冶性情，又能以多元方式刺激大腦。

最後，大腦與生俱來具有與他人聯繫之能力，所以能與別人和諧共處，才能把大腦功能盡情發揮，同時又可減少患上情緒病的機會。多與朋友傾談，盡量把運動和社交活動結合一起，例如跳社交舞、行山、打網球或高爾夫球，效果相得益彰。

📘 參考資料

· *Heads Up: Keeping Your Brain Fit.* (2015, January 1). Retrieved April 1, 2015, from http://www.alzheimer.ca/bc/~/media/Files/bc/Advocacy-and-education/Other- files/2009-05-26 Mind Body Spirit Action Sheet.pdf

· *Heads up for Healthier Brains.* (2011, January 1). Retrieved April 1, 2015, from http://www.alzheimer.ca/~/media/Files/national/Heads-up/heads_up_healthier_ brains_e.pdf

· *Alzheimer's & Dementia Risk Factors.* (n.d.). Retrieved April 1, 2015, from http://www.alz.org/alzheimers_disease_causes_risk_factors.asp

· Maxwell, S. (n.d.). *Prevent Memory Loss: Exercise Your Brain to Keep Your Mind Active.* Retrieved April 1, 2015, from http://www.agingcare.com/Articles/prevent-memory-loss-by-exercising-brain-154142.htm

6.7

腦退化症會影響患者多方面的認知能力，使他們與人溝通和跟環境互動的能力逐漸喪失，因而變成終日留在家中。雖然家是病人最熟悉和最有安全感的地方，但腦退化症會令他們即使在家生活也有困難，所以家中擺設有必要作出適當改動。

置大日曆及時鐘提醒日期時間

腦退化症患者會因為逐漸失去時空概念，有時會說不出當下的日期和時間，嚴重時會把日夜顛倒，甚至弄不清睡房位置等。為了令患者生活秩序更有條理，不妨在家中當眼位置懸掛黑白分明、字體清晰的大時鐘和大日曆，方便提醒患者正確的時間和日期。另外，也可使用大型告示板或黑板，每日寫上新的時間表，例如孫女何時學琴、自己何

時看醫生等。

貼圖示標籤助找尋物件

記憶力減退會令患者容易忘記東西的擺放位置，甚至指控他人偷竊其財物。要避免以上麻煩，不妨先簡化患者常用的抽屜、衣櫃、雜物櫃，把多餘物品或衣服鞋襪移走，只剩下患者最常用的衣物或必需品，這樣就能減少每次尋找「失物」的時間。

此外，常用物件，如眼鏡、假牙、助聽器及藥物等，應放在當眼及容易拿取的地方，並加上清楚的標識。

將標籤貼於房門、抽屜，以協助患者識別物品擺放位置，例如「內衣」、「衞生紙」等。標籤的字體要夠大，筆畫要夠粗，就算患者有視力衰退也能一目了然。如果患者已不能認字，可以用圖像代替文字，又或用彩色相片説明內裏物品，效果更直接易明。

在洗手間張貼「沖廁」之告示，可提醒患者如廁後記得沖水。使用自動感應開關的水龍頭，更可免除浪費食水或水淹之憂。

在家中當眼處貼上親人、朋友等重要電話，作緊急聯絡之用。

鮮色膠貼指示路徑

另一方面，由於患者認知能力衰退，家居環境會變得危機四伏，所以家人有必要重新審視家中每個角落，並根據患者的病況而作出以下安排：

盡量簡化家居布置，清除通道雜物，擴闊空間，避免使用舊衣物和毛巾作地布，建議用防滑地氈；拖地後要確保地面乾透才讓患者在此範圍走動。

在浴缸貼上防滑膠貼，浴缸旁可擺放大毛巾或浴室地氈，以吸乾濺出來的水花。企缸的門檻容易令人絆倒，所以應在門檻邊緣貼上長條形的鮮艷膠貼，使患者出入時更留神。洗手間和浴室要安裝扶手，患者如廁或沐浴後可以借力起身，在不慎滑倒時也可以讓患者抓着扶手自救。

光線充足可以減少患者跌倒的機會，日間因為有陽光照耀，所以問題不大，但清晨和黃昏時分，室內會特別昏暗，應多加注意照明設備以確保光線充足；晚間則要考慮長開小夜燈，以防患者午夜起床去廁所時絆倒。

鏡像、圖案易引恐懼惹不安

家人應收好利刀、剪刀、打火機；移走容易碰跌的花瓶、玻璃器皿；把漂白水、潔廁劑等清潔用品收藏於有鎖的櫃內，以防患者無意扭開而遭灼傷，甚至不慎誤服。我有病人把包裝精緻的洗衣球當糖果食用，結果要立刻去醫院洗胃。另外，為免患者忘記熄火，可使用電熱水壺、電磁爐代替明火煮食。

腦退化症患者也可能隨着認知能力倒退，只記得自己多年前的容貌，因而對鏡子裏的倒影感到陌生，甚至產生恐懼和不安，用布簾遮掩鏡子可以避免以上麻煩。太多圖案的牆紙、床單、反光地板、被風吹動的物件也可令患者恐懼，家人宜多留意他們對家中事物的情緒反應，再作適當安排。

📖 參考資料

· *Adapt the home for dementia patients | Dementia Care Notes.* (2010, September 22). Retrieved April 1, 2015, from http://dementia-care-notes.in/caregivers/adapt- the-home/

· Hospital Authority (Hong Kong, China) & ReHabAid Centre. (2003). *Guide on adapting the home for people with Alzheimer's disease: A manual for health professionals. (1st ed.).* ReHabAid Centre.

· Hospital Authority (Hong Kong, China) & ReHabAid Centre. (2003). *Guide on adapting the home for people with Alzheimer's disease: A manual for health professionals. (1st ed.).* ReHabAid Centre.

作　　　者	盧文偉
編　　　輯	關詠文
文字協力	黃柏堅
設　　　計	Garfield Tseng
出版經理	關詠賢、余佩娟
圖　　　片	iStock
插　　　畫	Garfield Tseng
出　　　版	信報出版社有限公司　HKEJ Publishing Limited
	香港九龍觀塘勵業街11號聯僑廣場地下
電　　　話	(852）2856 7567
傳　　　真	(852）2579 1912
電　　　郵	books@hkej.com
發　　　行	春華發行代理有限公司 Spring Sino Limited
	香港九龍觀塘海濱道171號申新証券大廈8樓
電　　　話	(852）2775 0388
傳　　　真	(852）2690 3898
電　　　郵	admin@springsino.com.hk
	台灣地區總經銷商
	永盈出版行銷有限公司
	台灣新北市新店區中正路199號1樓
電　　　話	(886）2 2218 0701
傳　　　真	(886）2 2218 0704
承　　　印	美雅印刷製本有限公司
	香港九龍觀塘榮業街6號海濱工業大廈4樓A室
出版日期	2022年12月 初版
國際書號	978-988-75278-6-2
定　　　價	港幣138 / 新台幣690
圖書分類	醫療健康　長者保健

作者及出版社已盡力確保所刊載的資料正確無誤，惟資料只供參考用途。身體狀況因人而異，本書提及的治療方法不可視為醫療指示，如有疑問，宜先諮詢醫護專業人士意見。